ハーバード＆ソルボンヌ大学
Dr.根来の特別授業

病まないための
細胞呼吸レッスン

内部環境の恒常性は
自由で独立した生命の条件である

クロード・ベルナール

La stabilité de l’environnement interne est la condition
pour la vie libre et indépendante.

Claude Bernard (1813-1878)

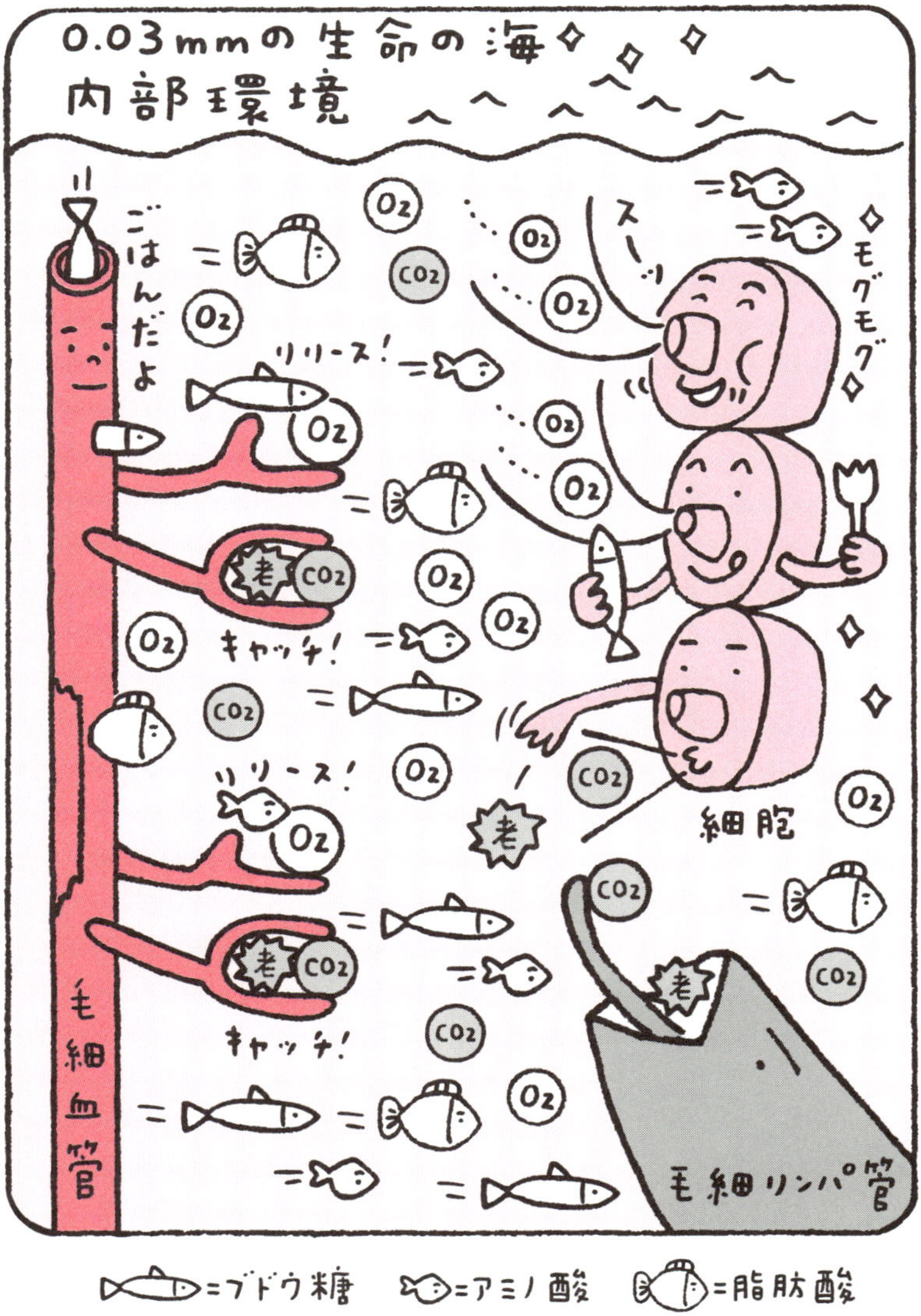
0.03mmの生命の海
内部環境
ごはんだよ
リリース!
キャッチ!
リリース!
キャッチ!
スー…
モグモグ
老
CO_2
O_2
細胞
毛細血管
毛細リンパ管
=ブドウ糖
=アミノ酸
=脂肪酸

授業のはじめに

細胞呼吸とは生きるためのエネルギーを生み出すこと

私たちの体は約60兆個の細胞の集まりでできています。それらの細胞ひとつひとつが、毎日少しずつ生まれ変わり、メンテナンスされつつ機能を果たすことで、生命は維持されています。では、全身の細胞がそれぞれの機能を果たすために必要なものとは何でしょうか。それは、すべての細胞の呼吸です。

通常、呼吸といえば、息を吸って吐く「肺呼吸（外呼吸）」をイメージするでしょう。けれども、**呼吸の真の目的は、肺呼吸に続いて全身の細胞レベルで行われる「細胞呼吸（内呼吸）」**にあります。肺呼吸で体内に取り入れられた酸素は、食事から取り入れられた栄養素とともに毛細血管によって全身の各細胞に運ばれて、細胞内で燃やされます。そのとき発生するエネルギーが、代謝に利用されたり、体温を上昇させたり、運動に使われたり、生命活動の源となる。この**酸素と栄養素からエネルギーを生み出すプロセスこそ「細胞呼吸」**であり、これは全身のどの細胞にも共通する基本の特性です。

細胞呼吸をしているのは、細胞内の小器官「ミトコンドリア」です。ひとつの細胞には、数百から数千ものミトコンドリアがひしめき合うように存在し、エネルギー産生工場として、日夜、休むことなく細胞呼吸を行っています。

ミトコンドリアにとって、不自然でストレスフルな現代の生活スタイルは、呼吸しやすい環境とはいえません。**細胞呼吸が低下すれば、細胞はエネルギー不足になりダメージを受けます**。とくに脳はダメージを受けやすく、脳の疲労が全身へと波及し、さまざまな不定愁訴を引き起こします。

不調が起きている部位は、ミトコンドリアがうまく呼吸できず、息切れを起こしている状態です。その状態が長引けば、老化の元凶である活性酸素が大量発生し、全身の細胞が酸化、見た目も体も脳も劣化が進み、大きな病気を引き寄せることになりかねません。細胞呼吸がスムーズに行われるには、ミトコンドリアが棲《す》んでいるそれぞれの細胞が、よい環境で暮らしていることが不可欠なのです。

細胞が暮らしているのは水の中です。成人の体の約6割は体液＝水で、細胞のほとんどは、皮膚に覆われた「体内の海」の中で暮らしています。体の外の環境を「外部環境」と呼ぶのに対し、**細胞の生活環境となっているこの体内の海は「内部環境」と呼ばれます**。「内部環境」の名づけ親は、19世紀のフランスの生理学者クロード・ベルナールです。

人によって食事の内容は違うのに、血液の組成はほぼ一定していることに着目し、体には、外部環境の変化に対して、内部環境をできるだけ一定に保とうとする積極的な調節機能が備わっていることに気づきました。「恒常性の維持」と命名されたこの発見は、生理学の礎《いしずえ》となっています。今日、ベルナールは「生理学の父」と呼ばれ、医学生が学ぶ生理学の教科書の多くは、まず内部環境からスタートします。私にとってはソルボンヌ大学の大先輩でもあり、彼の言葉は医療に携わる者への教示として深く胸に刻まれています。

「La stabilité de l' environnement interne est la condition pour la vie libre et indépendante. ——内部環境の恒常性は自由で独立した生命の条件である」

このベルナールの言葉には、人智を超えた体のしくみに対する深い畏敬の念が込められていると思います。内部環境の温度や浸透圧、酸素や二酸化炭素、pH、電解質などが、常に最適の状態に保たれていればこそ、私たちは健やかに生きていける。そんなことをまったく意識させることもなく、体はいつも内なる海を整えてくれている。ヒトの体はAIなど足元にも及ばない、本当によくできた素晴らしい創造物なのです。

細胞をとりまく内なる海を汚さないための絶妙なバランス

20世紀に入ると、アメリカの生理学者ウォルター・キャノンが、ベルナールの考え方を発展させ、内部環境の恒常性の維持には、「自律神経」と「ホルモン」という二大制御機構が働いていると提唱。この内部環境が維持されるというハイレベルな身体内部の制御システムを「ホメオスタシス」と名づけました。人体の器官や組織は、基本的にこの内部環境を一定に維持するために働きます。肺は全身の細胞で消費される酸素を内部環境へと補充し、消化器系は栄養素を内部環境へと供給します。**細胞呼吸という生命活動は、このホメオスタシスという複雑で巧妙なバランスの中で成り立っている**わけです。

たとえば、強いストレスを感じると、体はそれに対抗しようと、ノルアドレナリンを出し、交感神経が活発になり、呼吸が速くなり、血圧が上昇し、全身の必要な場所へと酸素や栄養素をスピーディーに届けて細胞呼吸を加速させ、瞬発力を生み出します。ストレスがおさまれば、ホメオスタシスが働いて、もとの平和な内部環境に戻します。

ところが、ストレスが慢性化して、体の自動調節機構の能力範囲を超えてしまうと大変です。自律神経もホルモンも機能が低下し、ホメオスタシスを保てなくなり、内部環境は劣悪になっていきます。この状態が続いてしまうと、酸素や栄養素を届ける毛細血管のルートも途絶えがちになって細胞呼吸は滞り、体調を崩したり、病気を招いたり、寿命を縮めることにもつながります。**内部環境を一定に保てず、細胞呼吸を滞らせている状態――、病気の本質はまさにそこ**にあります。

残念ながら、現代医療は対症療法がメインで、なかなか内部環境まで目を配れていない現状です。体のほつれた部分を放っておいて、症状を悪化させてしまっては元も子もなくなりますが、表に出ている症状のみにスポットを当てて、強引に平たくするような治療は、医療の本質ではありません。今は治療法や健康法も玉石混淆《ぎょくせきこんこう》で、本質的なことが見えづらくなっていますが、体にとって一番いいのは、病気になってから薬や治療に頼るのではなく、**普段の暮らしの中で、ホメオスタシスを健全に**していくことだと思います。

本来の細胞呼吸を取り戻せば、今よりずっと生きやすくなる

「ビヘイビア・ヘルス」をご存知でしょうか？　自分の行動や生活習慣を変えることで、病気にならない、より健康な体を自分自身で作っていくという新しい考え方で、ハーバード大学医学部でも学部をあげて取り組んでいます。医療者はもちろん、すべての人がその視点を持つことで、内部環境を保ち、**体本来の力を引き出し、自然治癒力を高めることで病気を遠ざけ、より健康になる**ことが可能になります。この本は、そのための参考書です。

1時限目では、細胞呼吸に必要不可欠な酸素の取り入れ方。2時限目では、細胞呼吸の

入口となる肺呼吸と、それを支える呼吸筋。3時限目では、細胞呼吸をコントロールしている自律神経の働き。4時限目では、細胞呼吸におけるもうひとつの重要ファクターである栄養の取り入れ方。5時限目では、内部環境を保つ鍵となる睡眠について学びます。

それらを核に、アンチエイジング・ホルモン、テロメア、時計遺伝子、長寿遺伝子、アポトーシスといったホットなテーマをちりばめながら、それぞれポイントを絞ってわかりやすくレクチャーを行い、質疑応答でさらに深堀りしていきます。

その後、簡単なテストで、今の自分の状態や課題を浮き彫りにしたうえで、授業で習ったことを実践する実習へと入ります。冒頭でコンセプトとなる課題を提示し、それに沿ったさまざまな実習で、普段の生活を多角的に見直し、また別の角度から補講・補習も行います。最後に、最新のトピックをやさしく解説する研究室を設けました。

普段、意識することもない細胞や内部環境ですが、細胞呼吸を学んでいくと、自分の中に広がるとても深くて多様な世界に遭遇し、生命の神秘にときめきます。そして自然に、**自分の体を愛おしく感じるようになる**のです。**内部環境にやさしい生き方を選ぶ人が増えれば、外部環境もやさしく、生きやすくなる。**この本がその一助となることを祈りつつ、細胞呼吸レッスンを開講いたします。

1時限目

すべての疲れは細胞呼吸の衰えから

Lecture 1

生物の進化の始まりは細胞呼吸だった！

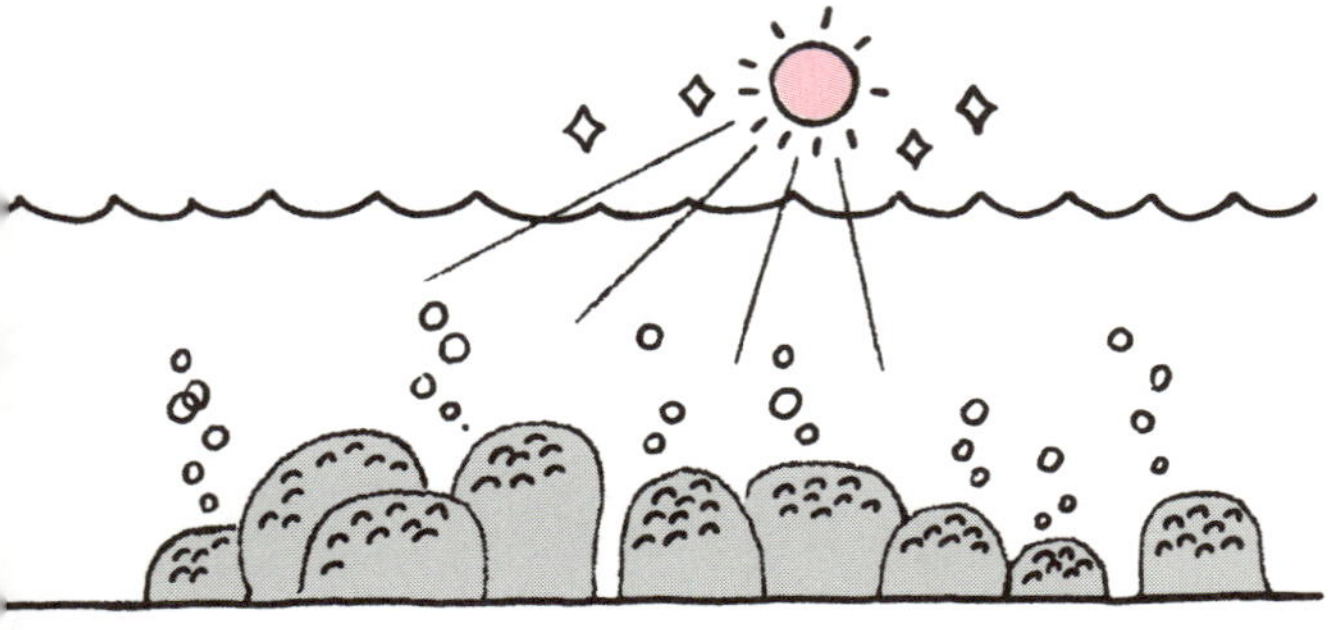

酸素といえば、普段、当たり前のように呼吸で取り込んでいる「なくてはならないもの」です。そのせいかうっかり忘れがちなのですが、**酸素は細胞を殺す力を持つ危険な気体**でもあります。周囲のさまざまなものと結合しやすい性質を持っていて、金属がサビついてボロボロになるのも、ものが燃えるのも、酸素が引き起こす酸化のなせるわざです。

そもそも太古の地球には、大気中に酸素はほとんどなく、酸素嫌いの細菌が酸素を使わずホソボソと暮らしていました。しかし、太陽光と二酸化炭素から エネルギーを生み出す光合成細菌の藻類《そうるい》が現れ、大気中に酸素が増えて状況は一変。当時の生きもの

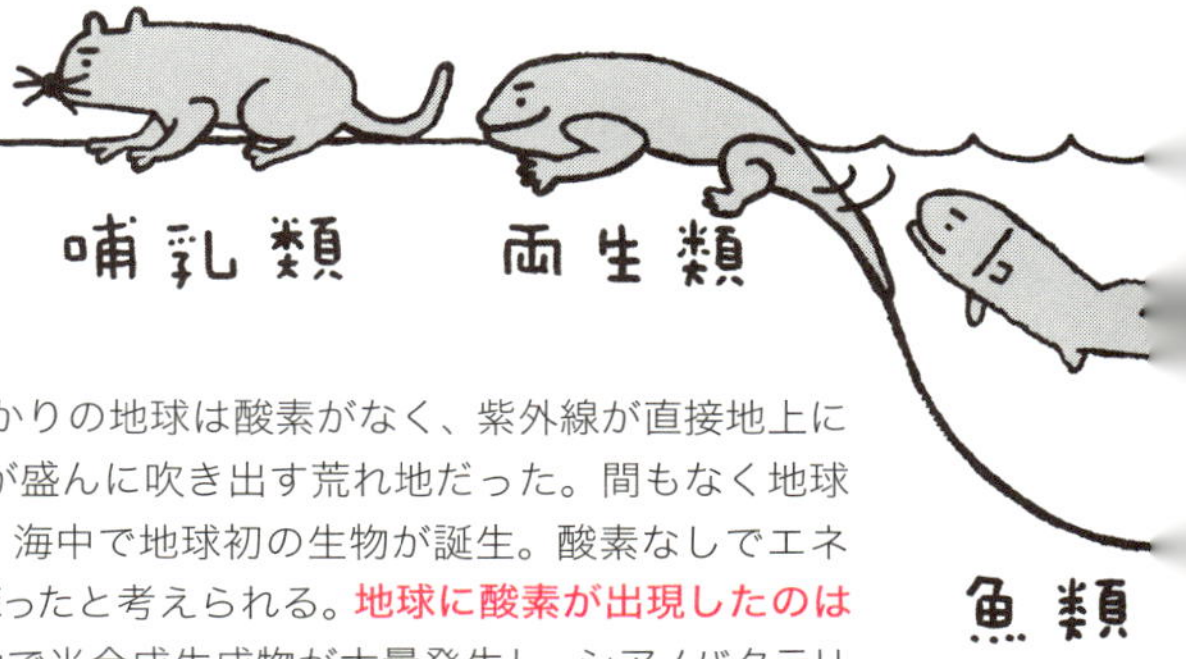

▶呼吸ことはじめ

約46億年前、生まれたばかりの地球は酸素がなく、紫外線が直接地上に降り注ぎ、地中からガスが盛んに吹き出す荒れ地だった。間もなく地球に海ができ、約38億年前、海中で地球初の生物が誕生。酸素なしでエネルギーを作り出せる細菌だったと考えられる。**地球に酸素が出現したのは20〜25億年前**、地殻変動で光合成生成物が大量発生し、シアノバクテリアという藻類が光合成により酸素を作り出すようになってから。海中から大気に大量の酸素がもたらされ、オゾン層ができたのをきっかけに、海にいた生物が陸へと進出。エラの代わりに肺で呼吸をするようになった。

にしてみれば毒ガス攻撃を受けたようなもので、たくさんの命が死んでいったはずです。

そんな中、海中の微量な酸素を利用してエネルギーを生み出す能力を持っていた、ごく一部のバクテリアが生き残り、繁殖していきます。そして約16億年前、このバクテリアが酸素を使わない単細胞生物の中に入り込んで共生を始め、細胞内の一器官**「ミトコンドリア」へと変化することで、危険な酸素を原料にして大きなエネルギーを生み出す「細胞呼吸」というシステムを構築**しました。

大きなエネルギーを手にした生物はどんどん巨大化し、やがて多細胞生物へと進化します。それこそがヒトの祖先。生物はミトコンドリアを獲得し、酸素をエネルギーに変える細胞呼吸を手に入れたことで、いわゆる高等生物へと飛躍的な進化を遂げたのです。

Q 酸素がなかった原始には、生物はどうやって生きていた?

A 糖を分解してエネルギーに。今も解糖系工場は稼働中

初の生命体は核のない原核生物の古細菌で、地球に海ができて間もなく生まれたといわれています。酸素のない深海で、海底から噴出する熱流に溶け込んだ硫化水素を食べながら暮らしていましたが、やがて海中の有機酸などからブドウ糖を作り、エネルギー源にするようになります。このエネルギーシステム**「解糖系」は、無酸素でもエネルギーを生み出すことができますが、作られるエネルギーはごく少量**。そのため、古細菌は大きな進化を遂げることなく、ただ分裂を繰り返すだけの単細胞生物にとどまりました。

その後、光合成生物が現われて地球上に酸素があふれると、猛毒だった酸素を無害化できる藻類のシアノバクテリア(のちに葉緑体へと変化)が繁殖し、古細菌と共生を開始。

やがて、酸素を好む細菌であるプロテオバクテリアが、細胞内に核を持つ真核生物に取り込まれ、ミトコンドリアへと転身。酸素を利用する細胞呼吸を手に入れ、解糖系の16倍ものエネルギーを作れるようになりました。

原核生物は進化によって淘汰されることなく生きのび、解糖系エネルギーシステムも、真核生物にそのまま引き継がれました。実際、ヒトの大腸にも、乳酸菌や大腸菌など太古の細菌が今なおたくさん棲んでいますし、**細胞の中には解糖系とミトコンドリアという2つのエネルギープラントが存在**します。解糖系は長時間エネルギーを作り続けることはできませんが、瞬発力を要する無酸素運動のときに稼働して、力を発揮してくれます。

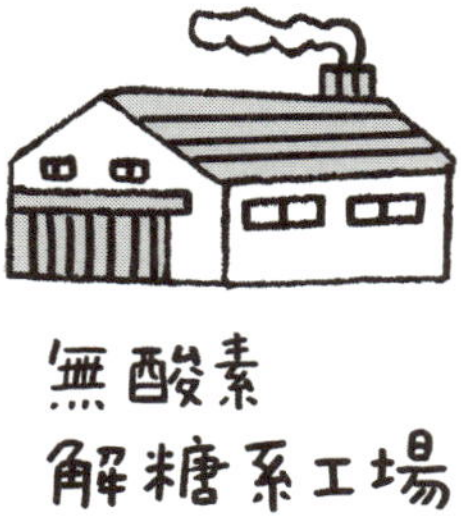
無酸素
解糖系工場

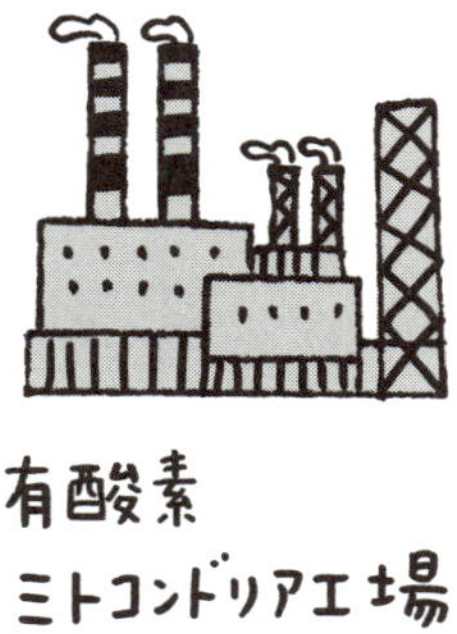
有酸素
ミトコンドリア工場

▶細胞呼吸の現場「ミトコンドリア」

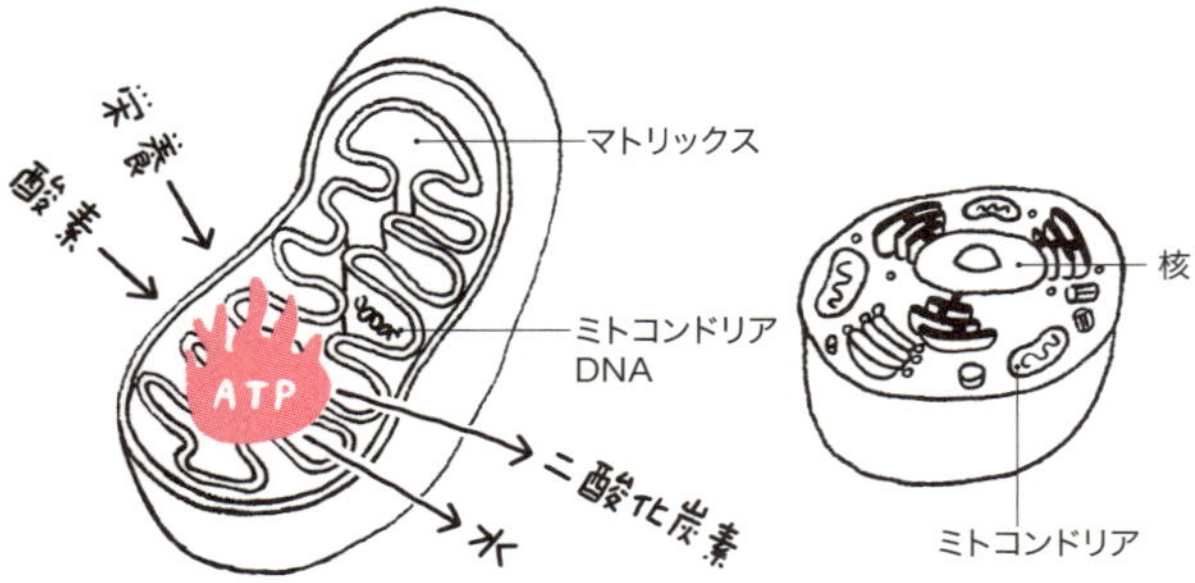

ミトコンドリアは細胞の中にある小器官。**酸素と栄養素を原料にして「ATP」というエネルギー源を作り出し、水と二酸化炭素を排出**する。内膜に囲まれたマトリックスという部分にはＤＮＡがあり、ミトコンドリア独自の遺伝子情報が保管されている。かつてミトコンドリアの祖先は自分の設計図を守るため、守りの堅い核の中にＤＮＡの大部分を移行させた。そのためミトコンドリアＤＮＡは核ＤＮＡとは比較にならないほど短い。

▶ミトコンドリアのPROFILE

直径	約1～2ミクロン（1000分の1～2mm）
数	1細胞あたり 数100～数1000個
総重量	約5～6kg
形	部位によって異なるが基本的には芋虫型
語源	顕微鏡で観察すると連なって小さな糸くずのように見えるため、「糸」を意味する「mito」と粒子を意味する「chondorion」から命名

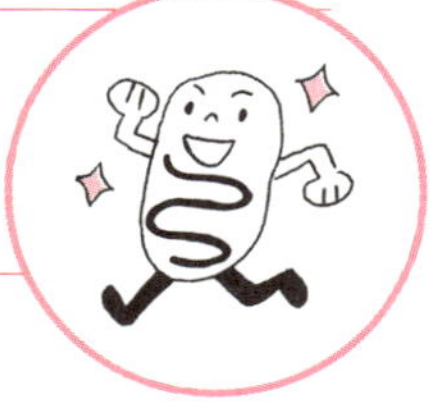

ミトコンドリアによる「細胞呼吸」というエネルギーシステムの登場によって、生きものは大きく進化しました。では実際に、細胞呼吸の現場であるミトコンドリアでは、どのようにエネルギーを生み出しているのか見ていきましょう。

体を構成する約60兆個もの細胞ひとつひとつに、なんと数百〜数千個単位でミトコンドリアが存在します。心臓や肝臓、筋肉、神経などエネルギーを大量に必要とする組織の細胞ほど、ミトコンドリアがたくさんあります。

ミトコンドリアはそれぞれの細胞のニーズに応じて、肺呼吸により取り入れた酸素と食事により取り入れた栄養素を原料に、エネルギーを発生させる物質「ATP（アデノシン三リン酸）」を生み出します。ATPはどんなエネルギーにも変換可能なので、**「エネルギー通貨」**とも呼ばれ、必要なときに必要なだけ、熱エネルギーや運動エネルギーなど必要な形に変換されて使われます。

エネルギーは何をするにも必要です。1日の消費エネルギーの6〜7割は基礎代謝に使われますし、遺伝子や細胞が傷ついたとき、その傷を治すにもエネルギーが不可欠。しかし、ATPは体内にストックできません。そのためミトコンドリアは不眠不休で細胞呼吸を行い、トータルで1日に自分の体重ほどのATPを生み出します。**ATPは体内で最も多く作られている物質であり、通常1分以内に消費**されます。

Lecture 3

不調あるところ、細胞呼吸の滞りあり

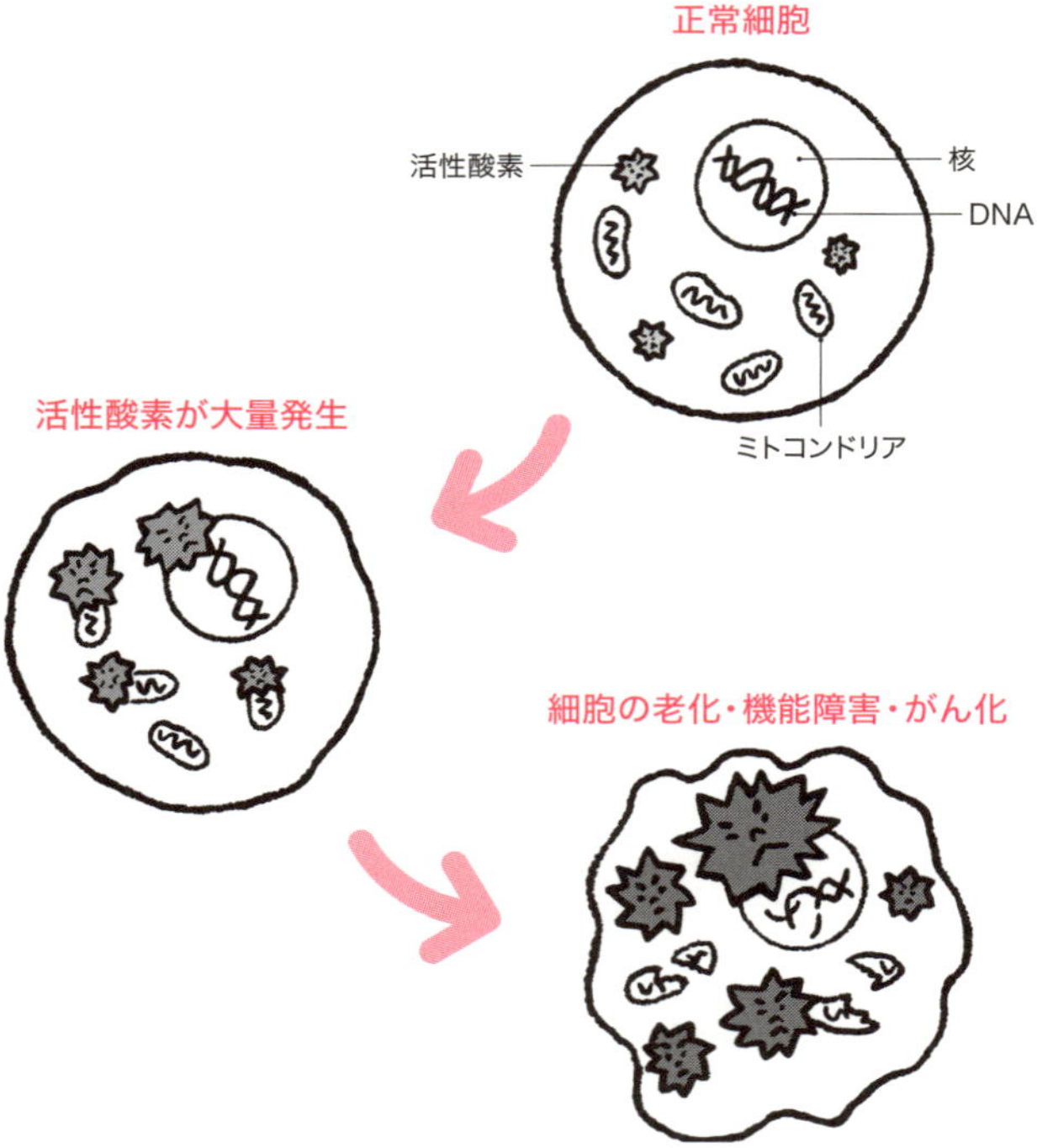

▶老化のもとにもなる細胞呼吸のジレンマ

ミトコンドリアが**ＡＴＰを作り出すときには、活性酸素（フリーラジカルの一種）が発生**する。活性酸素は体内に入ったウィルスや細菌を攻撃するというよい働きがあるが、過剰に増えると一転して自らの細胞をも攻撃。エネルギーを多く必要とするときや、活性酸素除去システムがうまく働かなくなると大量発生し、内部環境を荒らし細胞呼吸を妨げる。活性酸素が細胞の核を傷つけると、遺伝情報が正しく伝わらなくなり、細胞のがん化につながることも。神経細胞が活性酸素に侵されると、うつ病や認知症の発症の引き金に。

細胞呼吸も老化とともに衰えます。ミトコンドリアの量や質が低下し、エネルギー産生が落ちたり、呼吸筋（58ページ）が弱り肺呼吸の効率が落ちたり、毛細血管が衰えて、細胞呼吸の材料となる酸素や栄養が細胞に届きにくくなったりするのです。また、細胞呼吸の過程で酸素の約1〜2％は毒性の高い活性酸素に変化しますが、**活性酸素を除去する酵素SOD（スーパーオキシド・ディスムターゼ）や抗酸化ホルモンも40代には半減**します。

加えて現代人のストレスフルな生活習慣が活性酸素を大量発生させ、細胞の酸化に追い打ちをかけます。すると細胞膜の脂質が酸化し、細胞の機能が低下。栄養の取り込みと老廃物の排出のどちらも滞り、体の機能があちこちで衰える。つまり、これが「老化」です。

細胞呼吸が低下した部位では、細胞が酸欠に陥り、働きが鈍くなります。筋肉細胞が酸欠になれば肩こりや腰痛を、肌細胞が酸欠になればシミ、シワ、たるみを招きます。

とくにエネルギーを大量消費する脳細胞は、5分間酸素の供給が止まるだけで細胞が壊《え》死《し》するほど酸欠に弱い。中でも呼吸を管理する脳の自律神経中枢「視床下部」は、日々酷使されているため酸化ストレスを受けやすく、活性酸素が大量発生して脳疲労を招きやすいのです（116ページ）。**脳の疲れは全身に影響を及ぼし、さまざまな不定愁訴が勃発**。免疫力が低下して体も心も消耗し、**気づけば常に調子の悪い疲れた人に……**。老化が加速し遺伝子の修復が追いつかなくなれば、がんなど命に関わる病気の発症にもつながります。

Q 酸素をいっぱい吸えば細胞呼吸の効率が上がる？

A 細胞呼吸を促すのは酸素ではなく二酸化炭素です！

体外から体内に酸素を入れる方法は、基本的に肺呼吸しかないため、とにかく酸素を吸えば吸うほど、そのぶん細胞にも酸素が行き渡る気がします。が、実際はそうではありません。**やみくもに酸素をたくさん吸っても細胞呼吸の効率は上がりません**。

肺呼吸で取り込まれた酸素は気管、気管支、肺胞を介して毛細血管へと取り込まれ、毛細血管を通じて全身の細胞に運ばれます。その際、酸素を運ぶのが赤血球のヘモグロビン。細胞に到着するとヘモグロビンは酸素を切り離し、細胞内のミトコンドリアへと引き渡します。この**切り離しのサインとなるのが二酸化炭素の量**。血中の二酸化炭素濃度が低いと、ヘモグロビンは酸素を切り離しにくくなり、細胞に到着しても酸素を引き渡すことなく、結合したまま再び血中を漂うことに。**せっかく酸素が血中にあるのに、細胞呼吸の効率は低下**します。

そもそも普通に生活していれば、血液中の酸素が不足することはまずありません。むしろ体内には酸素が余っていて、安静時であれば取り込んだ酸素の約75%が、運動時であっても20〜25%が呼気中に排出されます（詳しくはレクチャー4で解説）。

一時期、酸素バーや酸素カプセルが流行《はや》りましたが、健康な人に酸素投与を行った場合、余分な酸素が体に回らないように、体の防御機構が働きます。血管が収縮し、脳や心臓などの各臓器では、むしろ軽い酸素欠乏状態になります。酸素を吸ってリラックス効果が得られたという人もいますが、生理的なメカニズムを考えると賛否が分かれるところです。

▶赤血球は酸素を運ぶドライバー

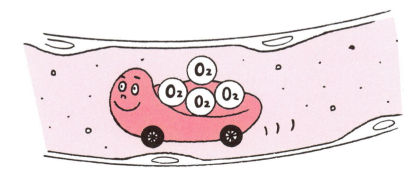

Lecture 4

呼吸のしすぎで細胞が酸欠!?

▶細胞が使える酸素量は二酸化炭素が決める！

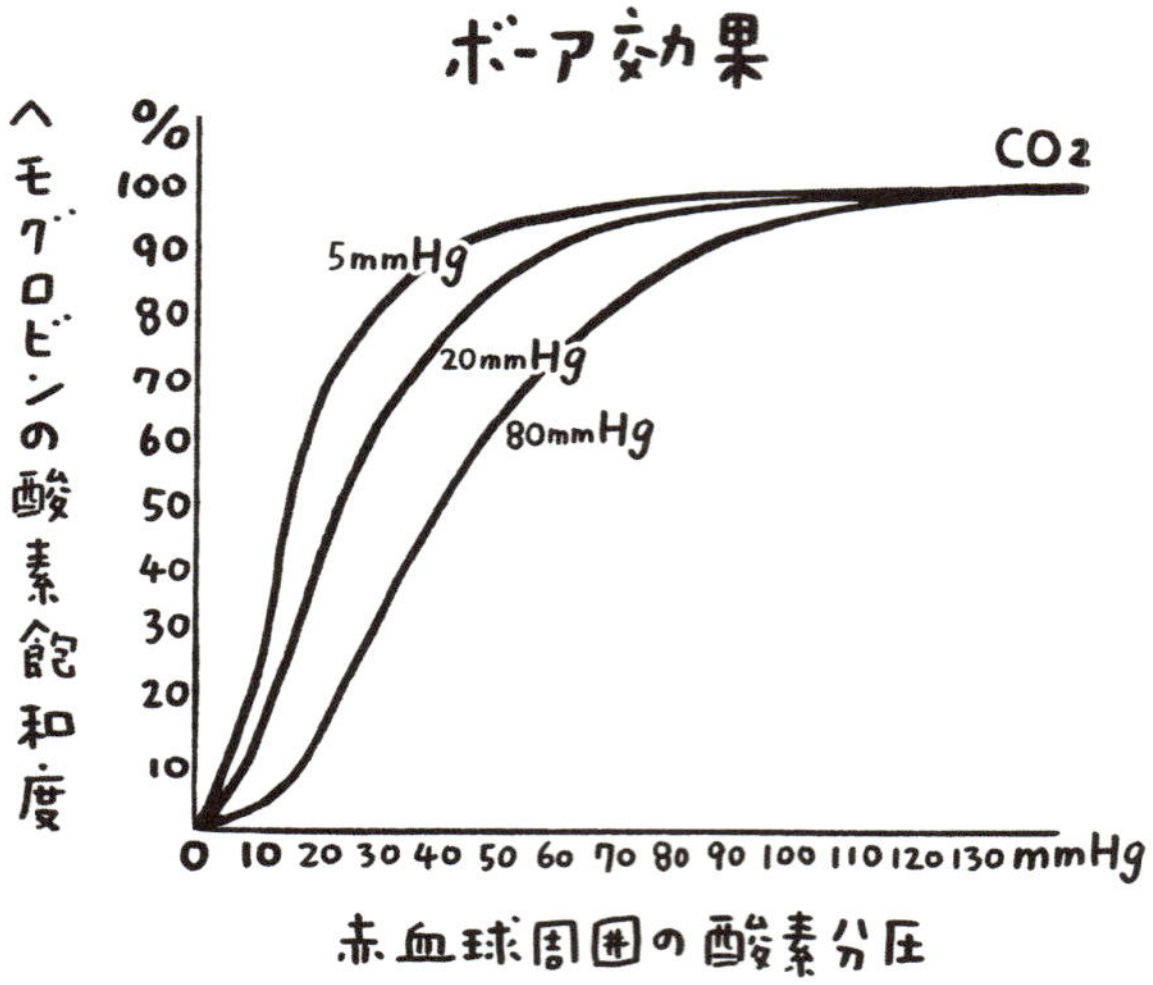

※ボーアの原論文内グラフをもとに作成

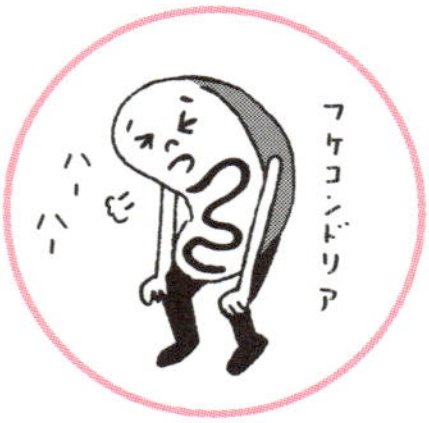

▶ボーア効果とは？

血中の二酸化炭素が多いほど赤血球から酸素が切り離され、細胞により多くの酸素が渡されやすくなること。縦軸は動脈血中のヘモグロビンが酸素とくっついている割合。横軸は赤血球の周囲の酸素の量、つまり赤血球から切り離された酸素の量を意味する。ちなみに、安静時の酸素飽和度は96～99％が標準値。90％以下は呼吸不全の可能性が高いと判断される。

「細胞呼吸で使われる酸素の量は血中の二酸化炭素濃度に左右される」。これは「ボーア効果」と呼ばれる100年以上前に発見された理論によるものです。

では、体内の二酸化炭素が不足する一番の原因は何でしょうか？　実は呼吸のしすぎです。大気中の二酸化炭素濃度は約0・04％ですが、呼気中では約5％で排出されます。つまり1回呼吸すると、吸気の125倍の二酸化炭素が吐き出されることになり、呼吸するほどに二酸化炭素が血中から減っていき、細胞呼吸の効率も低下していくのです。

近年、慢性疲労の訴えが多いのも、ストレスやアレルギー、IT機器の普及による姿勢の悪化により口呼吸が習慣化し、呼吸をしすぎる人が増えていることが深く影響しています。脳の呼吸中枢が二酸化炭素に過敏に反応するようになって、二酸化炭素への耐性が下がり、ますます過呼吸になるという悪循環に陥っているのです。**細胞呼吸で使われない酸素が増えると、余った酸素の一部は血中にとどまっている間に活性酸素になり、細胞を傷つける側に**回ることも。細胞は徐々に蝕《むしば》まれ、日々の疲れや不調として蓄積します。

細胞呼吸で酸素を利用するには、まず口呼吸をやめて肺呼吸の数を適切に減らし、血中の二酸化炭素濃度を高めることが第一。そのためには、普段から鼻呼吸を意識することです。鼻呼吸をすれば自然と腹式呼吸になるので呼吸がゆったり深くなり、呼吸回数が減ります。体内の二酸化炭素濃度も適正になり、細胞呼吸がスムーズに働いてくれます。

Q 二酸化炭素は排気ガスだから体にとって害では？

A 細胞呼吸の陰の功労者は二酸化炭素です

不要な老廃物として悪者扱いされがちな二酸化炭素ですが、実は体の内部環境を保つうえで、欠かせない存在。レクチャー4でも解説した通り、取り込んだ酸素を効率的に細胞呼吸で利用するには一定量の二酸化炭素が必要なのです。二酸化炭素には、体内の**pH値を調整したり、気道を広げて空気を取り込みやすくしたり、血管を広げて血流をよくする**働きもあります。

二酸化炭素濃度が下がれば、細胞呼吸は停滞し、血管や気道は収縮して狭くなり、息が切れて息苦しくなります。その状態が極まれば、無意識時の自律呼吸が止まってしまい、命にまで関わります。

持病もなく、通常の生活で普通に暮らしている中で、**二酸化炭素が体に害を及ぼすまで増えるということはまずありません**。二酸化炭素濃度が高すぎる状態になるのは、肺疾患などで呼吸機能が低下したときなどです。肺から二酸化炭素を十分に排出できなくなり、血液が酸性に傾き、ひどくなると頭痛や吐き気を引き起こす「呼吸性アシドーシス」に陥ります。これはいわゆる高山病の症状と同じです。

▶二酸化炭素が十分

血液中に二酸化炭素が十分にあれば、酸素は赤血球から細胞へ無事引き渡され、細胞呼吸ができる。

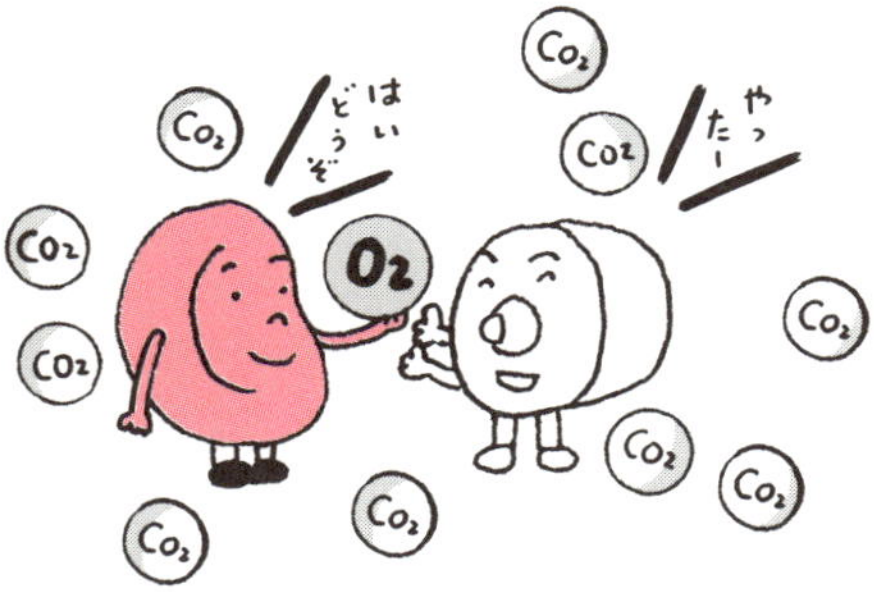

▶二酸化炭素が少ない

血液中に二酸化炭素が少ないと、赤血球は酸素を抱えたまま血管内をぐるぐる回ることに。ヘモグロビンと結びついたままの酸素は、細胞呼吸に利用されることもないまま、呼気として体外に排出される。

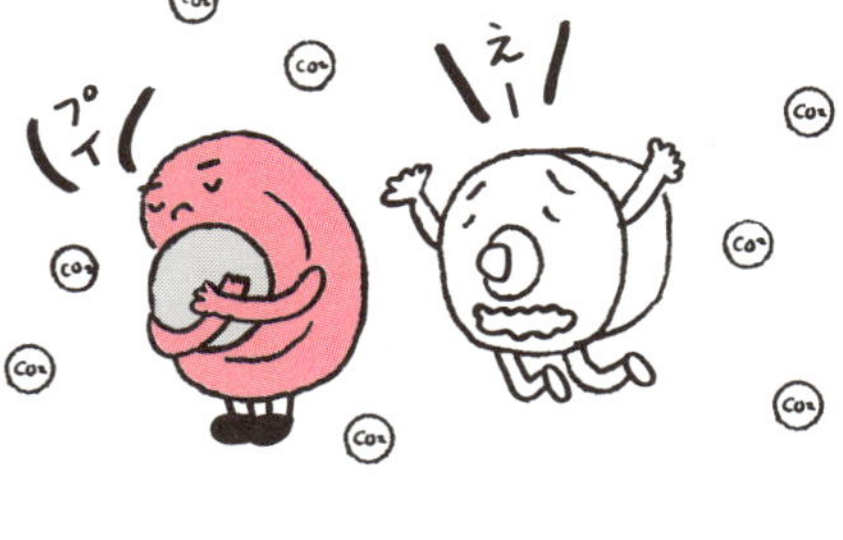

CO_2の耐性をチェック！
ブレスホールドタイムテスト

実力テスト

あなたの呼吸、大丈夫？

「**普通の呼吸の合間に30秒間、苦もなく普通に息を止めていられるかどうか**」という簡単なテストで、二酸化炭素への耐性がわかり、常習的に呼吸が浅くなっていないか調べられます。ストップウォッチで時間を計りながら行ってみましょう。

1 普段通りの呼吸をして、静かに鼻から息を吐いたあと、鼻をつまむ。

2 そのまま息をしたくなるまでの時間を計る。

息を止めると酸素が入ってこなくなり、体内の二酸化炭素も排出されない。そのまま息を止めていると、肺と血液の中で二酸化炭素が増えて酸素が減り、脳から「呼吸しろ」という信号が送られ、息がしたくなる。ツバを飲み込みたくなったり、のど、首、肩、おなかの筋肉が勝手に収縮したら、体が脳からの呼吸命令を受け取ったサイン。二酸化炭素の耐性が下がっている人ほど、そのサインが早くやってきて、息を止められる時間が短くなる。

30秒前にこれらのサインを感じた人は、呼吸が浅くなっている証拠。浅い呼吸を続けていると、二酸化炭素に対する耐性が落ち、呼吸回数が増える。

がまんせず30秒息を止められたら合格ラインクリア。二酸化炭素の耐性もまずまずで、普段からラクに呼吸ができていて細胞呼吸もスムーズ。

40秒以上止められたら理想的。二酸化炭素の耐性が高く、深い呼吸が身についていて、細胞に酸素を安定供給できている。とはいえ、意識していないと呼吸はすぐに浅くなるので、油断は禁物。

口呼吸チェックリスト

口呼吸は鼻呼吸よりも呼吸が浅く速くなり、二酸化炭素への耐性が下がって「呼吸のしすぎ」を招きます。下記の項目の3つ以上に該当する人は、鼻呼吸のつもりが実は口呼吸になっている「**隠れ口呼吸**」の可能性大！

- ① 気づくと口が開いていることが多い
- ② カラオケなどでよく歌う
- ③ 激しいスポーツやトレーニングをしている
- ④ おしゃべりなほうだ
- ⑤ くちゃくちゃと音を立てて食事をする
- ⑥ しょっちゅうため息をつく
- ⑦ よくあくびが出る
- ⑧ うつぶせや横向きで寝る
- ⑨ いびきや歯ぎしりをする
- ⑩ 起床時に口が渇いていたり、痛みがある
- ⑪ 朝、起きるなり疲れている
- ⑫ のどが渇きやすい
- ⑬ 歯周病や虫歯がある
- ⑭ 口臭が気になる
- ⑮ 唇が乾いて荒れやすい
- ⑯ 風邪を引きやすい
- ⑰ 舌の両側が波打っている
- ⑱ 口を閉じると、あごに梅干し状のシワがある
- ⑲ マスクをよくする
- ⑳ タバコを吸う

解説▶あれもこれも口呼吸のせいだった!?

①〜⑦	口を開く機会が多い人は口呼吸になりやすいので、とくに鼻呼吸を意識する必要あり。
⑧〜⑪	睡眠時の口呼吸はのどが狭くなるため、いびきや睡眠障害の原因にもなり、眠っても疲れがとれない。
⑫〜⑯	唾液の分泌が抑えられ、口やのど、唇が渇きやすく、口臭や歯肉炎の原因に。ウィルスも入りやすい。
⑰ ⑱	舌の筋肉の衰えによる口呼吸の可能性あり。
⑲	マスクをつけているとさらに気道抵抗が強まるため、鼻で息をするのが苦しくなる。
⑳	喫煙＝口呼吸。

課題 口呼吸から鼻呼吸へシフトする!

鼻の穴は口に比べて空気の出入り口が小さいので、口呼吸のほうがラクに息ができ、無自覚なまま口呼吸がクセになってしまいがち。しかし、**口より鼻で息をするほうがキツイのも、実は鼻呼吸の強み**です。鼻呼吸の適度な空気抵抗は、肺の肺胞(50ページ)をより多く拡張させ、空気と血液が接触する面を大きくします。そのため口呼吸に比べて酸素を肺のすみずみに行き渡らせることができるのです。また、鼻粘膜では肺の中の気道や血管を拡張させる一酸化窒素が作られ、酸素を取り込みやすくしています。

口呼吸を続けているとボーア効果により細胞呼吸がしにくくなることはレクチャー4で述べましたが、その前段階の肺呼吸においても、効率よく酸素を取り入れられなくなります。また、**姿勢が悪化し、運動能力を低下**させることもわかってきています。

本来、呼吸は鼻ですべきものです。口呼吸は緊急時など、大量に息を吸う必要があるときに限り、それ以外は、鼻呼吸に努めましょう。マラソンやテニスなど持久力を必要とする運動をしている人や、おしゃべりやカラオケ、吹奏楽など、口を開く機会が多い人は、普段の生活でも口呼吸に陥《おちい》りやすいので、より鼻呼吸を意識する必要があります。

鼻呼吸では、鼻毛や鼻腔粘膜が**異物の約7割を除去し、病原体の侵入を防いだり、吸気が加温・加湿され体の冷えを防ぐ**といったメリットも。口呼吸ではこうした天然のフィルターがないため、チリやほこり、花粉、PM2・5、細菌、ウィルス、カビなどがダイレクトに体内に侵入し、病原体に感染しやすいのです。最近、美容として流行っている鼻毛脱毛は、鼻腔粘膜を傷つけ、自ら病原体を招いているようなもの。絶対にやめましょう。

鼻がつまっているときは、温かい蒸しタオルでしばらく鼻を温めると、鼻づまりが解消されやすくなります。慢性的に鼻づまりを起こしている人は、専門医に相談してください。

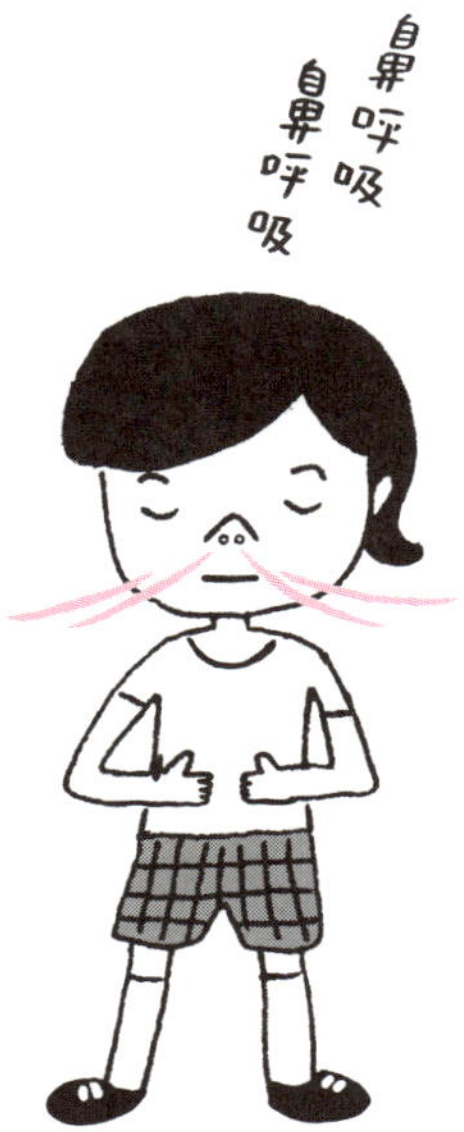

実習1 舌や歯を正しいポジションに戻す

口を閉じていれば自然と鼻呼吸になるように思えますが、実はそう簡単ではありません。舌の位置が下がっていると気道が狭くなり、口を閉じて鼻呼吸をしていても長続きせず、いつの間にか口呼吸に舞い戻ってしまうのです。

正しい舌のポジションは、常に舌が上あごに密着している状態。このポジションにあれば気道が十分に広がって呼吸しやすくなります。一方、口呼吸をしている人は、舌が上あごから外れて下がってしまいがち。舌の位置が下がると気道がふさがり、呼吸がしづらくなり、睡眠の質も低下します。また、血行が悪くなって、首や肩、背中のコリの原因にも。

さらに、歯並びも舌の位置に影響されます。舌の先端が歯の裏側に当たるため、舌先で前歯を押すことになり、出っ歯になってしまうのです。

舌の位置は、舌の筋肉の衰えにより、年齢とともに下がってきます。口呼吸の自覚があるなしにかかわらず、普段から、舌を上あごにつけることを意識しましょう。**前歯の裏のつけ根に舌先を当て、徐々に後方にずらしていきながら、上あごに舌の表面全体を密着**させるのがコツです。

口を閉じていても歯を食いしばっていては、スムーズな鼻呼吸ができないばかりか、歯のまわりの血管が圧迫され血流が悪化したり、歯を傷めることも。**上下の歯の間は2〜3㎜の隙間をキープ**し、接触しないようにするのが基本のポジションです。

▶舌の先はスポットにつける！

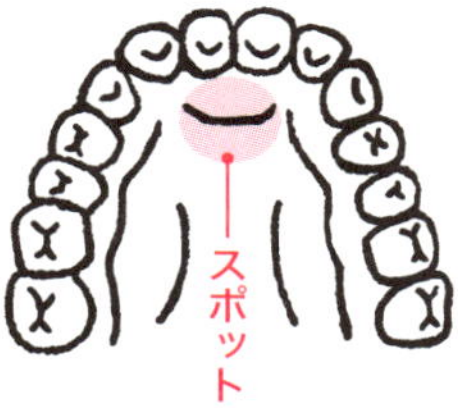

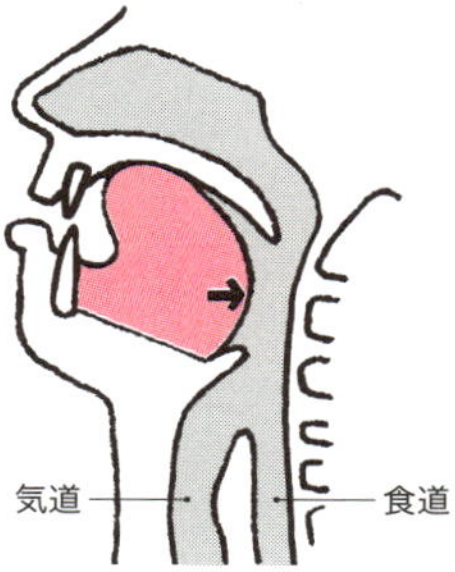

▶正しい舌の位置

真ん中の前歯2本の裏側に舌先を当て、上にすべらせると「スポット」と呼ばれるふくらみがある。この**スポットに舌先を当て、舌の表面全体を上あごの天井部分にペッタリ**と密着させると、気道を広く確保できる。

▶悪い舌の位置

舌が上あごにつかずダラリと下がっていて、舌先が上や下の前歯の裏についている、あるいは宙ぶらりん。気道が狭い。また、下の奥歯に舌が接触しているため、**舌の両側に歯形**がついているのが特徴。

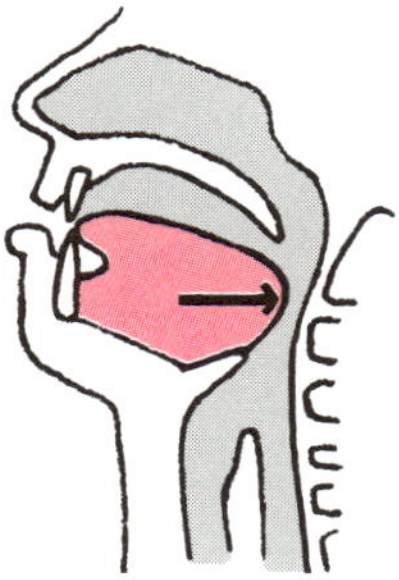

実習2 舌の筋トレ

口呼吸が習慣になっている人は、舌の筋力が落ちていて、舌を正しい位置に置こうとすると、かなり不自然でキツイと感じるかもしれません。舌の重さは約２００g。**分厚いステーキ1枚分**くらいありますから、舌の筋力が落ちていると、舌を上あごにつけてキープするのは至難の業なのです。

舌の筋肉が衰えている人は、呼吸機能だけでなく、見た目も老けます。下あごに力を入れないと口を閉じていられないため、あごに梅干しジワができたり、口のまわりの筋肉も衰えるため、口もとがゆるんで口角が下がってほうれい線が出たり、歯並びが悪くなったり、二重あごになったり。そうならないためにも舌の筋トレです。舌の土台となる「舌骨《ぜっこつ》」から舌を動かすことで、舌の緊張をゆるめ、呼吸の通りをよくします。毎日行っていれば、次第に舌や口のまわりの筋肉も発達し、舌が正しい位置に納まるように。**唾液の分泌が促されドライマウスが改善**、唾液の自浄作用で**口臭や歯周病の予防**にもつながります。

舌の筋肉は顔の筋肉とつながっているので、**小顔効果も期待**できます。口角が上がり、ほうれい線も目立たなくなり、フェイスラインがキュッと引き締まりますよ。

▶How to 舌筋《ぜっきん》体操

舌筋体操は舌骨を意識しながら行うと効果的。舌骨はのど仏の上にあるU字型の骨。舌を出したときになくなり、引っ込めたときに出っ張る部分です。

両手の中指で舌骨の端を軽く押さえながら、**舌骨から舌を動かすイメージで**行って。

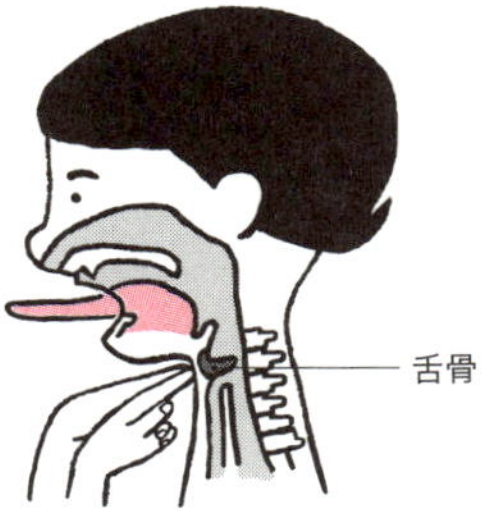

1 舌をべーっと前に出す（3回）。

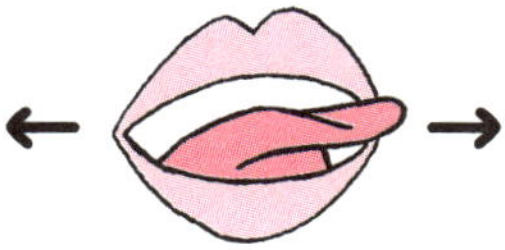

2 出した舌を左右に動かす（左右3セット）。

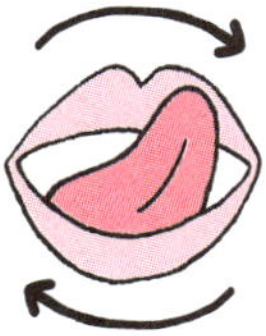

3 唇をなめるように舌をゆっくり回す(3周)。

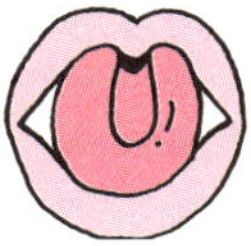

4 舌を縦に丸める。
舌の両端がくっつくように。

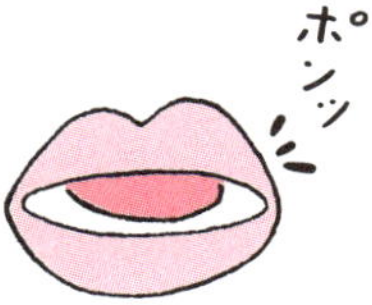

5 いわゆる舌つづみ。口を開けて、スポットに舌先を当て、舌全体を上あごにつけた状態から、勢いよく舌で上あごをはじく（3回）。ポンと鋭い音が立てばＯＫ。

実習 3 鼻歌

歌うのはストレス解消にもってこいですが、歌を歌っている間は口で息をすることになり、熱唱すればするほど、息継ぎで口から激しく空気を吸い込むことに。そのため、歌手やカラオケの習慣がある人には、口呼吸の人が多いのです。

口呼吸を直すには鼻歌（ハミング）がおすすめ。鼻呼吸の習慣がつきやすくなり、腹式呼吸の訓練にもなって声の通りがよくなるため、**ボイストレーニングとしても広く取り入れられています**。鼻歌も習慣づければ、歌うことを楽しみつつ自然と鼻呼吸が身につき、歌も上手になって一石二鳥です。

鼻歌は、ただ静かに息を吐くのに比べ、血管や気道を広げて血流や呼吸をスムーズにする一酸化窒素が15倍も生成されるという報告もあります。

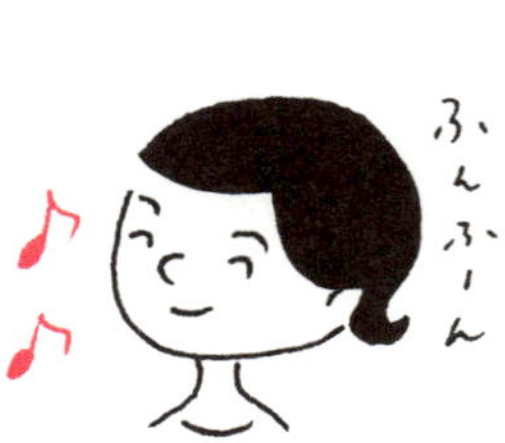

実習4 口テープ

起床時に「口の中が渇いている」「口臭が強い」「起きるなり疲れている」「いびきや歯ぎしりを指摘される」といった症状がある人は、睡眠中に口呼吸をしている可能性大。医療用の紙テープなど粘着力の弱いテープを数センチ切って、唇の真ん中に縦に貼って寝てみましょう。軽く唇をふさげればＯＫ。口呼吸になりやすいうつぶせ寝や横向き寝のクセがある人も、口テープをすれば仰向け寝の習慣がつきやすくなります。

わずらわしい気もしますが、1日の3分の1を占める睡眠時間中、口が開きっぱなしでは口呼吸が直りませんし、**朝の爽快な目覚めは鼻呼吸で眠っている人にしか味わえません**。抵抗がある人は、起きている時間の数10分を口テープで過ごし、慣らすといいでしょう。

実際に試して、口呼吸をしていることに気づいたという人もいますよ。

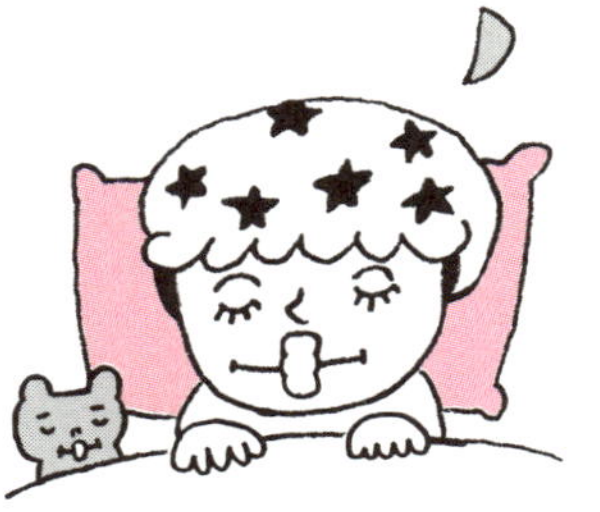

実習 5 片鼻CO_2呼吸法

突然ですが、なぜ鼻の穴は2つあるのでしょう？ それは「呼吸」という働きづめの生命維持装置を疲弊させないために、**左右の鼻の穴が交代で働いている**からです。

実は、鼻粘膜は2～3時間ごとに左右交互に腫れるようにできています。鼻粘膜が腫れたほうは空気の通りが悪くなるため、一時的にお休み状態に入るのです。

この鼻サイクルは、自律神経によってコントロールされている「ネーザルサイクル」と呼ばれる生理的な現象。脳と連動して働き、**右鼻呼吸が優位なときは交感神経と左脳が優位に、左鼻呼吸が優位なときは副交感神経と右脳が優位に**なることがわかっています。片鼻呼吸で片方の鼻で交互に呼吸してみると、ネーザルサイクルを実感することができるはず。片鼻呼吸はヨガでは最も大切な呼吸法とされ、右の鼻が「陽の気質（太陽）＝交感神経」、左の鼻が「陰の気質（月）＝副交感神経」につながっていると考えられ、交互に呼吸することでエネルギーバランスが養われるといわれます。

さらに片鼻呼吸の途中に息を止めることで、血中の二酸化炭素濃度を適切な値に近づけます。口呼吸のクセがついている人も、毎日行っていると鼻呼吸が自然と身について、血中二酸化炭素への耐性もＵＰ。自律神経が整い、ネーザルサイクルの働きも向上します。

▶How to 片鼻 CO_2 呼吸法

左の鼻はリラックスを促す副交感神経に通じているので、**緊張しているときは左鼻で息を吐く呼吸を多めに**して左鼻の通りをよくすると、体も心もほぐれます。鼻息荒くならないように、やさしくゆったりと行って。

1 目と口を閉じて、右手の親指とひとさし指で小鼻をつまむ。

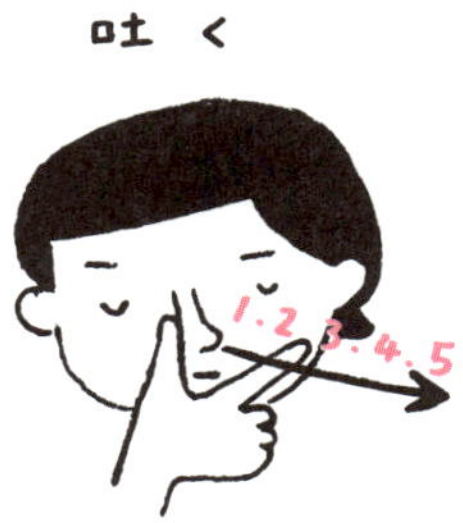

2 ひとさし指を離して、親指で右の鼻を閉じて、左の鼻の穴から５秒かけてゆっくり息を吐いていく。しっかり息を吐ききって。

3 そのまま5秒息を止める。慣れるまでは、この3を飛ばしてもＯＫ。

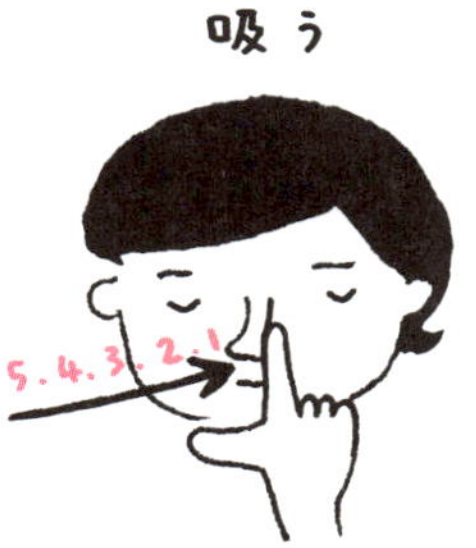

4 ひとさし指を小鼻のわきに戻し、親指を放して、右の鼻の穴から5秒かけてゆっくり息を吸っていく。

5 5回繰り返したら、吸う側と吐く側の鼻の穴を交代して、同様に行う。

補講 ヘモグロビンのもと「ヘム鉄」を増やす!

各細胞へ酸素を運んでくれる赤血球のヘモグロビンを強化することも、細胞呼吸を促すことにつながります。ヘモグロビンが不足する主な原因は、鉄分不足によるもの。ヘモグロビンの構成要素である「ヘム」は鉄を含み、酸素と結びつく力が強く、全身に酸素を行き渡らせる重要な役割を担っています。鉄分が不足すると「鉄欠乏性貧血」になりますが、これはヘモグロビンの産生が低下し、細胞呼吸が滞ることが原因。**貧血になるとめまいや立ちくらみがするのは、鉄不足で脳細胞が酸欠状態に陥っている状態**なのです。

とくに女性は月経や婦人科系の病気で貧血になる人が多く、女性の3人に1人は貧血といわれています。月経がある女性では毎月20~30㎎の鉄分を失っており、補わなければ減っていく一方です。会社や自治体の検診で「貧血なし」と診断されても安心できません。

一般的な貧血の検査は、血液検査で血中のヘモグロビン濃度を調べるのみですが、この検査だけでは鉄欠乏がかなり進んだ段階でないと貧血と診断されません。そのため、「隠れ貧血」がかなりの確率で見落とされていると考えられます。

隠れ貧血を調べるには、肝臓や脾臓《ひぞう》にたくわえられている体内の貯臓鉄の量を調べる必要があります。血液検査で**血清フェリチン**の値を調べて判断しますが、「貧血が心配なので血清フェリチンの検査をしたい」といえば、保険適用で調べてもらえます。

鉄不足は食事で補うのが基本。**「ヘム鉄」は肉や魚など動物性食品**に含まれているので、積極的に食事に取り入れましょう。鉄分には**植物性食品に含まれる「非ヘム鉄」**もありますが、ヘム鉄ほど体内の吸収率は高くありませんが、良質なタンパク質やビタミンCを多く含む食品と一緒にとれば吸収率がアップします。また、ビタミンB12やB6、葉酸を多く含む食材は赤血球の生成に必要です。いろいろな食品を組み合わせて、バランスのよい食事を心がけることが、鉄を効果的に吸収することにつながります。

食前食後に、緑茶やコーヒー、紅茶などタンニンを含む飲み物を飲むと非ヘム鉄が吸収されづらくなるので、食後1時間ほどしてから飲むか、**麦茶やハーブティー、ルイボスティー**などがおすすめです。玄米や豆類の皮に含まれるフィチン酸も非ヘム鉄の吸収を妨げるので、食べすぎには注意しましょう。貧血が進み、食事で間に合わない場合は鉄剤の服用が必要ですが、気持ち悪くなる人も。処方薬より高くなりますが、サプリでヘム鉄をとるのもいいでしょう。ビタミンCと一緒に食後にとると吸収率が上がります。

▶ヘム鉄を多く含む食材
豚・鶏・牛のレバー、牛ヒレ肉、豚もも肉、イワシ、鮭、マグロ、カキ、アサリ

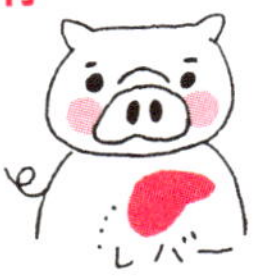

細胞の生死はミトコンドリアが決めている

ミトコンドリアは、細胞呼吸によってエネルギーを生み出す一方で、**細胞の運命を決める**働きもしています。

細胞の死には、大きく2つのメカニズムがあり、ひとつは「ネクローシス＝壊死」。ケガや火傷、血流の停滞などにより、細胞がエネルギー不足に陥ったり、傷を受けると、**細胞やミトコンドリアが膨張し、極まると細胞が破裂して死んでしまいます。**死んだ細胞からこぼれ出た中身を処理しようと、体内ではいろいろな物質が集まって攻撃をしかけ、炎症反応を起こし、患部が赤くなったり、熱を帯びたりします。

もうひとつが「アポトーシス＝プログラムされた細胞の自殺」です。私たちの**細胞の寿命は、染色体の端にある「テロメア」という部分に、あらかじめプログラムされている**ことがわかっています。テロメアは、細胞分裂するたびに一定の長さだけ短くなり、ヒトの細胞では50回ほど分裂すると、分裂を止める物質が作られ、細胞はアポトーシスによって死に至ります。ネクローシスとは逆に、細胞が縮んでちぎれて小さくなっていき、最終的には白血球の一種であるマクロファージに食べられます。細胞の中身が外へ出ることもな

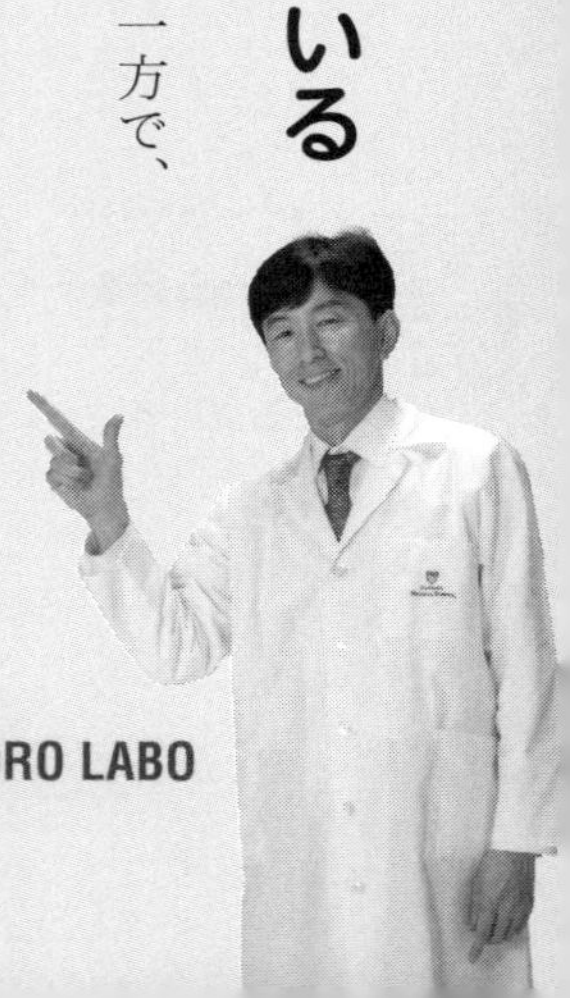

く、炎症も起こさない「きれいな死」で、内部環境も汚されません。

おたまじゃくしのしっぽがなくなるのも、花が散るのも、その部分の細胞がアポトーシスによって死ぬからです。風邪を引いて発熱すると、それを合図にウィルス感染した多くの細胞はアポトーシスによって自ら死んで、ウィルスの増殖を防ぐようにできています。**ミトコンドリアには、アポトーシスを促すさまざまな物質が備わっていて、いざというときに発動**します。細胞がアポトーシスに至る経路についてはまだわからないことがたくさんありますが、私のハーバード大学医学部の研究室では、このアポトーシスに至る経路のひとつをみつけて、2007年にアメリカの科学雑誌Journal of Biological Chemistry（JBC）に論文を発表しました。この研究は今も継続中で、さらに研究が進めば、がんの根本的な治療につながると考えています。

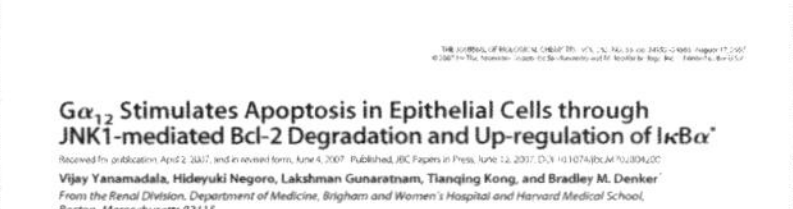

$G\alpha_{12}$ Stimulates Apoptosis in Epithelial Cells through JNK1-mediated Bcl-2 Degradation and Up-regulation of $I\kappa B\alpha$*

Received for publication, April 2, 2007, and in revised form, June 4, 2007. Published, JBC Papers in Press, June 12, 2007, DOI 10.1074/jbc.M702804200

Vijay Yanamadala, Hideyuki Negoro, Lakshman Gunaratnam, Tianqing Kong, and Bradley M. Denker[1]
From the Renal Division, Department of Medicine, Brigham and Women's Hospital and Harvard Medical School, Boston, Massachusetts 02115

Apoptosis is an essential mechanism for the maintenance of somatic tissues, and when dysregulated can lead to numerous pathological conditions. G proteins regulate apoptosis in addition to other cellular functions, but the roles of specific G proteins in apoptosis signaling are not well characterized. $G\alpha_{12}$ stimulates protein phosphatase 2A (PP2A), a serine/threonine phosphatase that modulates essential signaling pathways, including apoptosis. Herein, we examined whether $G\alpha_{12}$ regulates apoptosis in epithelial cells. Inducible expression of $G\alpha_{12}$ or constitutively active (QL)α_{12} in Madin-Darby canine kidney cells led to increased apoptosis with expression of QLα_{12}, but not $G\alpha_{12}$. Inducing QLα_{12} led to degradation of the anti-apoptotic protein Bcl-2 (via the proteasome pathway), increased JNK activity, and up-regulated $I\kappa B\alpha$ protein levels, a potent stimulator of apoptosis. Furthermore, the QLα_{12}-stimulated activation of JNK was blocked by inhibiting PP2A. To characterize endogenous $G\alpha_{12}$ signaling pathways, non-transfected MDCK-II and HEK293 cells were stimulated with thrombin. Thrombin activated endogenous $G\alpha_{12}$ (confirmed by GST-tetratricopeptide repeat (TPR) pull-downs) and stimulated apoptosis in both cell types. The mechanisms of thrombin-stimulated apoptosis through endogenous $G\alpha_{12}$ were nearly identical to the mechanisms identified in QLα_{12}-MDCK cells and included loss of Bcl-2, JNK activation, and up-regulation of $I\kappa B\alpha$. Knockdown of the PP2A catalytic subunit in HEK293 cells inhibited thrombin-stimulated apoptosis, prevented JNK activation, and blocked Bcl-2 degradation. In summary, $G\alpha_{12}$ has a major role in regulating epithelial cell apoptosis through PP2A and JNK activation leading to loss of Bcl-2 protein expression. Targeting these pathways *in vivo* may lead to new therapeutic strategies for a variety of disease processes.

Signaling through G proteins[2] is an important mechanism regulating apoptosis, a highly conserved process of programmed cell death fundamental to normal development and somatic maintenance in all multicellular organisms. Changes in apoptosis signaling pathways contribute to major disease processes including cancer, degenerative neurological diseases, such as Parkinsonism and Alzheimer, and kidney failure from numerous etiologies including polycystic kidney disease. There are two major signaling pathways leading to apoptosis. The intrinsic pathway is mediated by the permeabilization of mitochondria and caspase-9 activation and is a general response to cell damage or stress. The extrinsic pathway is activated by stimulation from specific death inducing factors, such as Fas (apoptosis-stimulating fragment) and tumor necrosis factor and is mediated by caspase-8 (1). In the intrinsic pathway, the Bcl family (including pro- and anti-apoptotic proteins) is central to determining whether cells will undergo apoptosis (reviewed in Ref. 2). Bcl-2 is localized in the outer mitochondrial, endoplasmic reticulum, and perinuclear membranes, and under proliferative and anti-apoptotic (pro-survival) conditions, Bcl-2 heterodimerizes with pro-apoptotic protein BAX to form a stable, non-conductive complex (2). With an apoptotic stimulus, Bcl-2 is phosphorylated; this prevents dimerization with Bax and also leads to Bcl-2 degradation, thus permitting BAX to homodimerize and catalyze the formation of the mitochondrial apoptosis-induced channel. This channel allows the efflux of cytochrome *c*, triggering Apaf-1 and the caspase cascade leading to apoptosis (2, 3).

Heterotrimeric G proteins regulate numerous cellular processes including proliferation, differentiation, junctional assembly, and apoptosis. G proteins consist of $G\alpha$ and $G\beta\gamma$ subunits, and form a stable heterotrimeric complex with GDP bound to the α subunit in the resting state. In canonical G protein signaling, ligand binding to a seven-transmembrane domain receptor results in conformational changes in $G\alpha$ that lead to dissociation of GDP and separation from $G\beta\gamma$. GTP subsequently binds to $G\alpha$, and signal transduction occurs through $G\alpha$ and $G\beta\gamma$ subunits until the intrinsic $G\alpha$ GTPase activity hydrolyzes GTP to GDP. It is now appreciated that G protein signaling is quite complex with the identification of G proteins in subcellular microdomains and in interactions with numerous regulatory and scaffolding proteins. Several studies have implicated signaling through each of the four heterotrimeric G protein families ($G\alpha_s$, $G\alpha_{i/o}$, $G\alpha_{q/11}$, and $G\alpha_{12/13}$) to

* This work was supported by National Institutes of Health NIGMS Grant GM-55223, NIDDK Polycystic Kidney Disease Center Grant P50 DK074030 (Project 1) (to B. M. D.), and a Harvard College Research Fellowship (to V. Y.). The costs of publication of this article were defrayed in part by the payment of page charges. This article must therefore be hereby marked "advertisement" in accordance with 18 U.S.C. Section 1734 solely to indicate this fact.

[1] To whom correspondence should be addressed: 77 Ave. Louis Pasteur, Boston, MA 02115. Tel.: 617-525-5809; Fax: 617-525-5830; E-mail: bdenker@rics.bwh.harvard.edu.

[2] The abbreviations used are: G protein, guanine nucleotide-binding protein; PP2A, protein phosphatase 2A; MDCK, Madin-Darby canine kidney; Tet, tetracycline; dox, doxycycline; QLα_{12}, Q229L$G\alpha_{12}$; JNK, c-Jun N-terminal kinase; Bcl, B-cell lymphoma; HEK293, human embryonic kidney 293; TPR, tetratricopeptide repeat domain of protein phosphatase 5; NF-κB, nuclear factor κB; IκBα, inhibitor of NF-κB; ERK, extracellular signal-regulated kinase; MAPK, mitogen-activated protein kinase; PBS, phosphate-buffered saline; GST, glutathione S-transferase; siRNA, small interfering RNA.

THE JOURNAL OF BIOLOGICAL CHEMISTRY
VOL.282,NO.33,pp.24352-24363,August17,2007

2時限目

呼吸筋をほぐして正しい呼吸を!

Lecture 5

肺呼吸も老化していきます

総重量約 1kg・容量約 2L の大型臓器

肺は肋骨《ろっこつ》の内側、横隔膜の上にある。成人の場合、重量は右肺が約600gで左肺は約500g、容量は右肺が約1.2Lで左肺は約1L。左肺が右肺より小さいのは、左肺の近くに心臓があるため。肺の中では気管支が珊瑚《さんご》のように細かく枝分かれし、その先端に肺胞がついている。

肺の構造

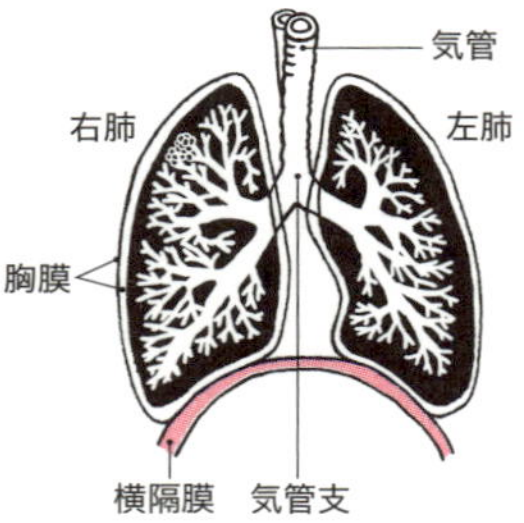

肺胞

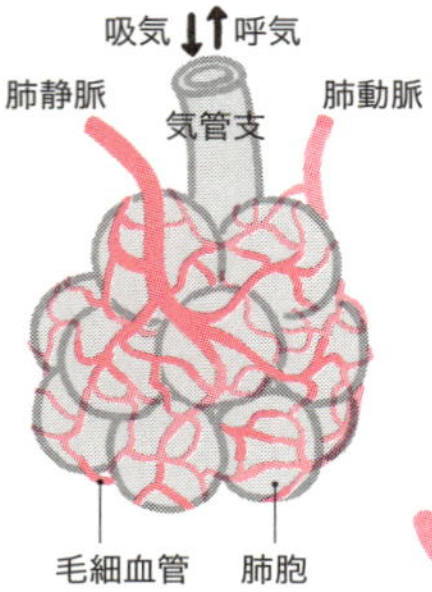

肺の中に密集する3億の小部屋

肺胞は直径0.1mm以下の小さな袋。気管支の先には平均20個ほどの肺胞がぶどうの房のようについている。肺胞の総数は約3億。**その表面には毛細血管が張り巡らされている。**

肺呼吸の最前線は肺胞の毛細血管

全身を巡って二酸化炭素を回収してきた血液は、毛細血管から肺胞中に二酸化炭素を放出し、代わりに吸気によって肺胞へと運ばれてきた酸素を、毛細血管を介して受け取り、心臓経由で全身に運ぶ。

肺呼吸

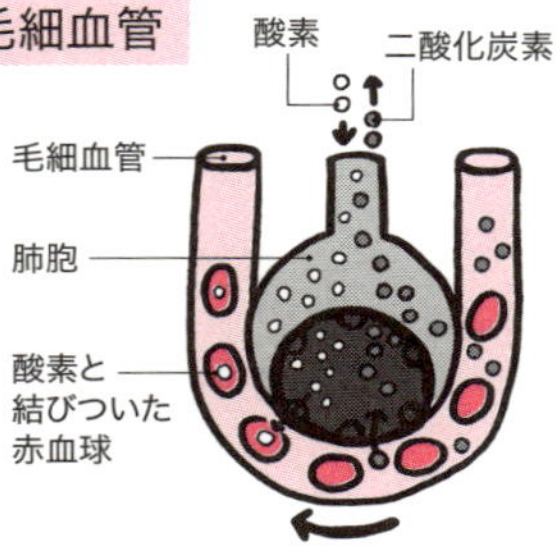

細胞呼吸に必要な酸素は、肺によって空気中から直接取り込まれます。当たり前に営まれている肺呼吸ですが、進化の系譜を遡《さかのぼ》れば、私たちの祖先の脊椎動物は、水中に溶け込んだ微量の酸素をエラから取り込むしかなく、長い間水の中から出てこられませんでした。

あるとき、魚類の一部が消化管を利用して呼吸をするようになり、やがて消化管の一部がくびれて袋状に。これが呼吸専門器官「肺」の始まりです。約3億6000万年前、肺を獲得した両生類は水から陸に上がり、さらに時を経て約2億年前に哺乳類へと進化していきました（18ページ）。

ヒトへと進化した私たちの肺は、実に精巧にできています。肺の中には「肺胞」と呼ばれる小さな袋がなんと約3億個もあり、その表面を肺動脈や肺静脈につながる毛細血管が網の目のように覆っていて、酸素と二酸化炭素のガス交換がせっせと行われています。

肺胞は今にも消え入りそうな小さな泡粒ほどの大きさですが、すべて広げると約70㎡もの広さになります。おかげで肺は、総重量約1kg、容量約2Lという臓器の中でも最大級の容積を誇っています。肺胞が袋状に発達したことで空気と血液が接する表面積が大きくなり、肺呼吸の効率がぐんと高くなったわけです。残念ながら加齢とともに、肺胞を取り巻く毛細血管は減少します。すると**肺胞周辺の内部環境は崩れ、肺胞の弾力が失われ、肺胞の袋同士がくっついて表面積が小さくなり、肺呼吸の効率も低下**します。

Lecture 6

肺にはデッドスペースがある!

▶呼吸の PROFILE

● **1分間の呼吸回数**　**平常時 12 ～ 20 回程度**

平均15回とすると1時間で900回、1日で2万1600回、
1年で788万4000回、100年で7億8840万回

● **1 回あたりの平均換気量**　**約 0.5L**

1日　0.5L×2万1600回=1万800L
1年　0.5L×788万4000回＝394万2000L
100年で3億9420万L

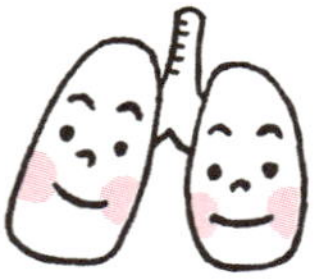

浅い呼吸　**1 回の換気量　約 250ml**

死腔量 150ml ｜ 肺胞換気量 100ml

普通の呼吸　**1 回の換気量　約 500ml**

死腔量 150ml ｜ 肺胞換気量 350ml

深い呼吸　**1 回の換気量　約 1000ml**

死腔量 150ml ｜ 肺胞換気量 850ml

安静時の大人の1回換気量（1回の呼吸で吸ったり吐いたりする量）は平均500ml。そこから**ガス交換されない死腔量150ml**を引いた350mlが、肺胞でガス交換される空気の量（肺胞換気量）になる。1分間に15回呼吸した場合、1分間の換気量は7500ml、死腔量が2250mlなので、肺胞には5250mlが送られる。

一方、呼吸が浅い人の1回換気量を250mlとすると、平均的な換気量の人と同量の空気を吸い込むには、倍の30回の呼吸が必要に。**死腔量は呼吸が浅くても1回につき150ml**なので、同じ換気量でも1分で肺胞に送り込める量は3000ml。たった1分の呼吸で2250mlもの差が。医学的には1分間に20回を超えると頻呼吸に。

実は、**体に取り入れた空気のすべてが、肺に送られるわけではありません。**一部は気道にとどまったまま、肺胞内でガス交換されることなく再び外へ吐き出されてしまうのです。ガス交換に関与しない部分の気道のことを「死腔《しくう》」と呼び、気道にとどまっている空気「死腔量」は通常約１５０mlになります。これはどんな呼吸をしていても変わらないので、呼吸が浅くなるほどに換気効率は悪くなります。

浅い呼吸で呼吸の数が増えると、そのたびに二酸化炭素が排出され、体内の二酸化炭素濃度は低くなります。二酸化炭素が不足するとせっかく取り込んだ酸素もボーア効果で利用しにくくなり、細胞呼吸が滞ることに（28ページ）。**使われない肺胞は次第に衰え、弾力性が失われてふくらみも小さくなり、ガス交換の効率はどんどん低下**していきます。

一方、深い呼吸であれば、1回換気量が多いぶん、肺胞に取り込める酸素が増えるだけでなく、呼吸回数が少なくてすみます。体内の二酸化炭素濃度も適正に保て、細胞呼吸が滞ることもありません。浅い呼吸では届かなかった、肺の下のほうの肺胞にまで空気が行き届き、ガス交換の効率も上がります。

右ページの通り、浅い呼吸と深い呼吸の肺胞換気量を比べると、たった1分でも2L強、大きなペットボトル1本分以上の差がつきます。呼吸は24時間、休まず続くものですから、**一生分となると天文学的な数字に**なってしまいますね。

Q 腹式呼吸ではおなかに空気が入るの？

A 空気が入るのは肺の中だけです

腹式呼吸といえば、息を吸うときにおなかがふくらむので、おなかに空気が入ったと勘違いしている人も多いようですが、空気が入るのは肺の中だけ。おなかがふくらむのは、肋骨の下で肺の土台のようにくっついている**「横隔膜」という筋肉が下がった結果**です。

横隔膜は、臓器が納まっている胴体の中を横断する膜状の筋肉。胸とおなかの仕切りになっていて、上側のスペースは心臓や肺が納まっている「胸腔」、下側のスペースは胃や腸、肝臓、膵臓《すいぞう》などが納まっている「腹腔」といいます。

息を吸うときは横隔膜が緊張して収縮し、ドーム状だった屋根が引き下げられます。すると、肺の中の圧力が低下し、空気が流れ込んできて胸腔が広がり、腹腔を押し下げます。

そのため、**消化器が行き場を失い、前に押し出されておなかがふくらむ**のです。

息を吐くときは、横隔膜がゆるんでぐーっと引き上げられてドーム状になります。肺から空気が抜けて胸腔がしぼむので、腹腔ももとの場所に引き上げられ、内臓がもとの位置に納まり、おなかももとに戻ります。肺の下で深い呼吸を生み出す横隔膜はまさに縁の下の力持ちですね。レクチャー7では、横隔膜の動きについてさらに詳しく解説します。

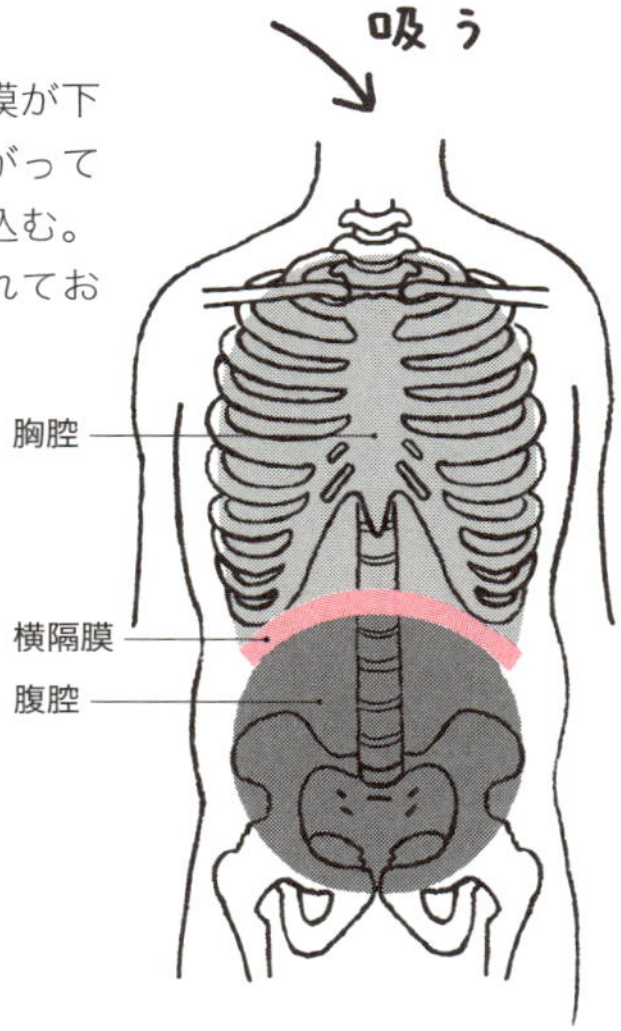

▶吸う
息を吸うと横隔膜が下がり、胸腔が広がって肺に空気が流れ込む。腹腔が下に押されておなかがふくらむ。

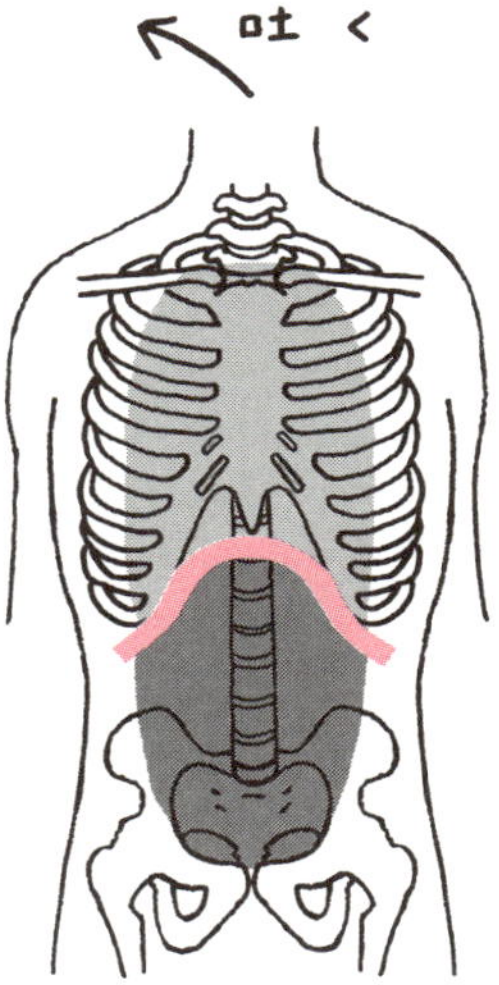

▶吐く
息を吐くと横隔膜が上がり、肺が圧迫されて空気が体外に吐き出される。腹腔が押し上げられ、おなかがへこむ。

Lecture 7

横隔膜の可動域が呼吸の質を左右する

▶肺呼吸は筋肉運動です

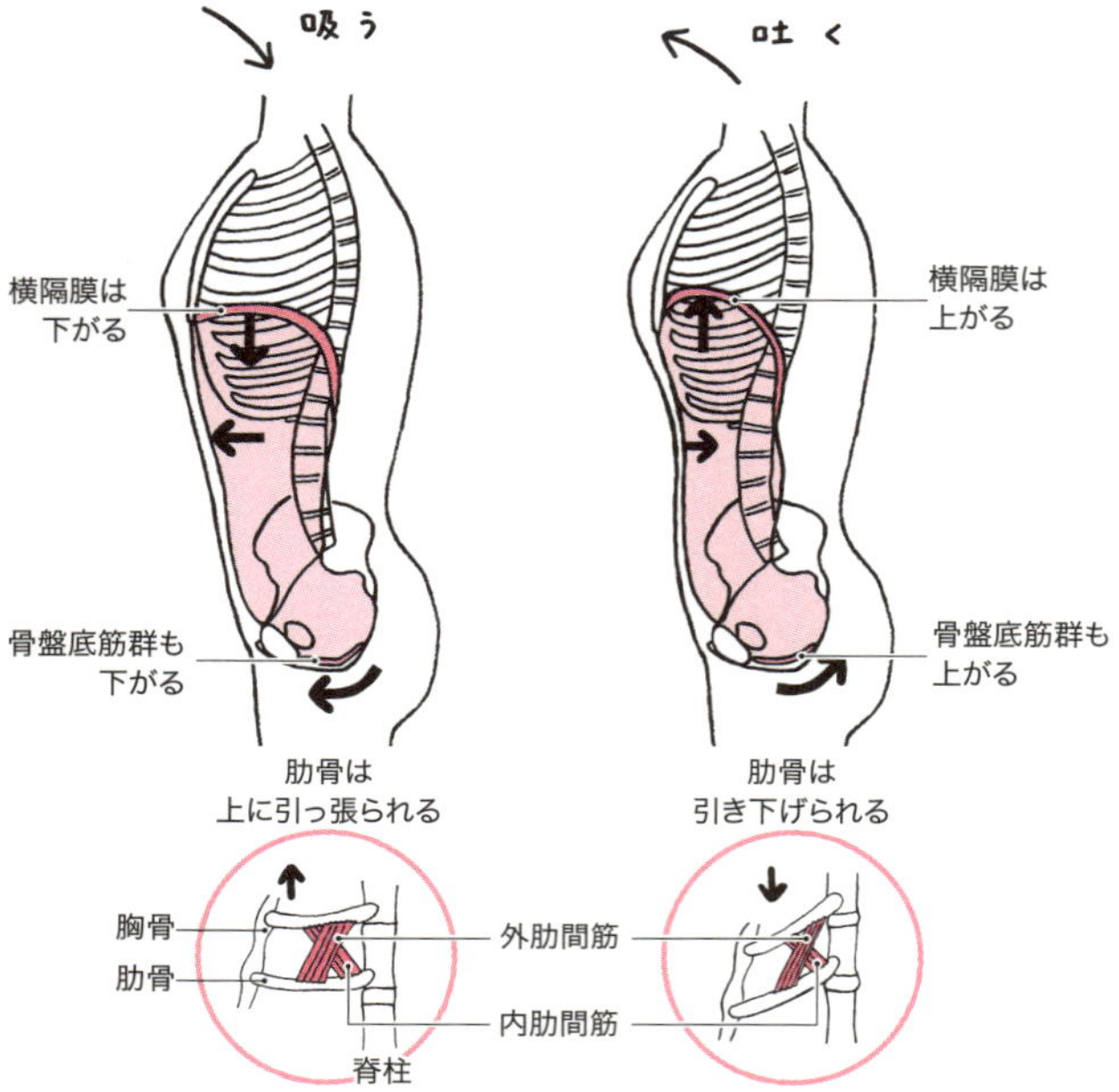

▶息を吸う

横隔膜が収縮し平らになって１～３cm下がり、肋骨の外肋間筋が収縮し、肋骨が引き上げられる。胸郭が前後左右に広がり胸腔内圧が低くなり、肺に空気が流れ込む。**横隔膜が１cm下がると、約250～300mlの空気が入る**。腹圧がかかり内臓が下に押されるので、骨盤底筋群も下がる。

▶息を吐く

横隔膜がゆるんでドーム状に持ち上がり、肋骨の内肋間筋が収縮し肋骨が下がる。胸郭（心臓と肺を収容している胸骨や肋骨）が閉じて狭くなり、胸腔内圧が高くなるため、肺の空気は押し出される。骨盤の底で内臓を支えている骨盤底筋群も引き上げられる。

肺は心臓や胃と違って筋肉がないため、自ら動けません。肺を取り囲む複数の筋肉「呼吸筋」の伸び縮みによって、風船のようにふくらんだりしぼんだりして空気を出し入れするのです。

呼吸筋は20種類以上ありますが、メインとなるのは横隔膜と肋間筋《ろっかんきん》です。**呼吸の動力の7割を担う横隔膜**は、竹の節のように胸とおなかを仕切っている膜状の筋肉。肺のすぐ下でドーム状になっている横隔膜が上下することにより、ポンプのように空気を出し入れできます。肋間筋は、肋骨同士をつなぐ筋肉。外肋間筋《がいろっかんきん》と内肋間筋《ないろっかんきん》が拮抗《きっこう》して、肋骨を広げたり縮めたりすることで、胸郭《きょうかく》を開いたり閉じたりできます。**腹式呼吸では横隔膜と腹筋群が使われます。胸式呼吸では横隔膜があまり動かず、肋間筋が主働筋**となります。

これら呼吸筋の使い方がよければ、肺呼吸のポンプ運動もスムーズに行われ、細胞にきちんと酸素を受け渡すことができます。しかし、忙しく働いている現代人は、無意識のうちに肩で息をするような浅い胸式呼吸になりがちで、横隔膜をしっかり使えておらず、横隔膜の動きが鈍くなっている人が目立ちます。

横隔膜の可動域を「ZOA《ゾア》(Zone of Apposition)」といい、ZOAが大きいと自然にゆったりとした深い呼吸になります。息を吸って吐くときに、横隔膜の可動域を最大限に使って、**肺の上から一番下まで空気を送り込める呼吸が理想的**です。

Q 息を吸うときと吐くときの呼吸筋は同じ？

A 吐くときに使う「呼息筋《こそく》」と吸うときに使う「吸息筋《きゅうそく》」が拮抗して働く

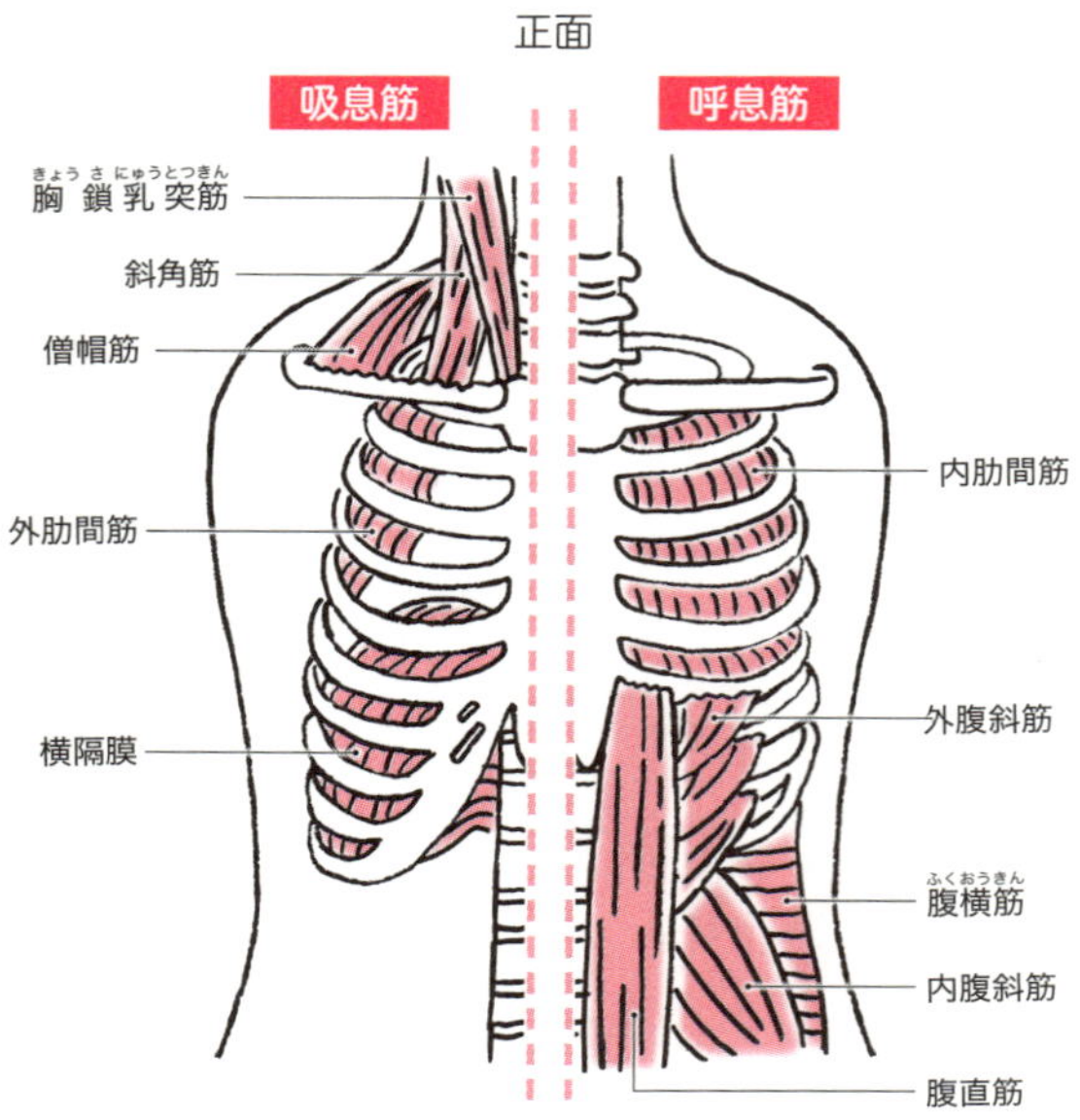

▶吐く「呼息筋」… 息を吐いて肺から空気を出すために胸郭を縮ませる。

内肋間筋　外肋間筋の内側にある筋肉。息を吐くとき肋骨間を収縮させ、胸郭を狭める。

外腹斜筋　脇腹の表層部にある筋肉。腹圧を高め、正しい姿勢を維持。

腹横筋　腹筋群の中で最も深層にある。内腹斜筋の奥にありコルセットのように内臓を支える。

内腹斜筋　外腹斜筋の内側にあり、腹圧を高め、正しい姿勢を維持。

腹直筋　恥骨から肋骨にかけて走る筋肉。「6パック」は腹直筋が6つに割れて見える状態。

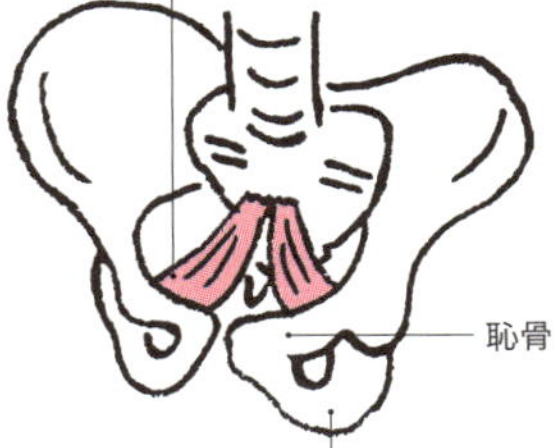

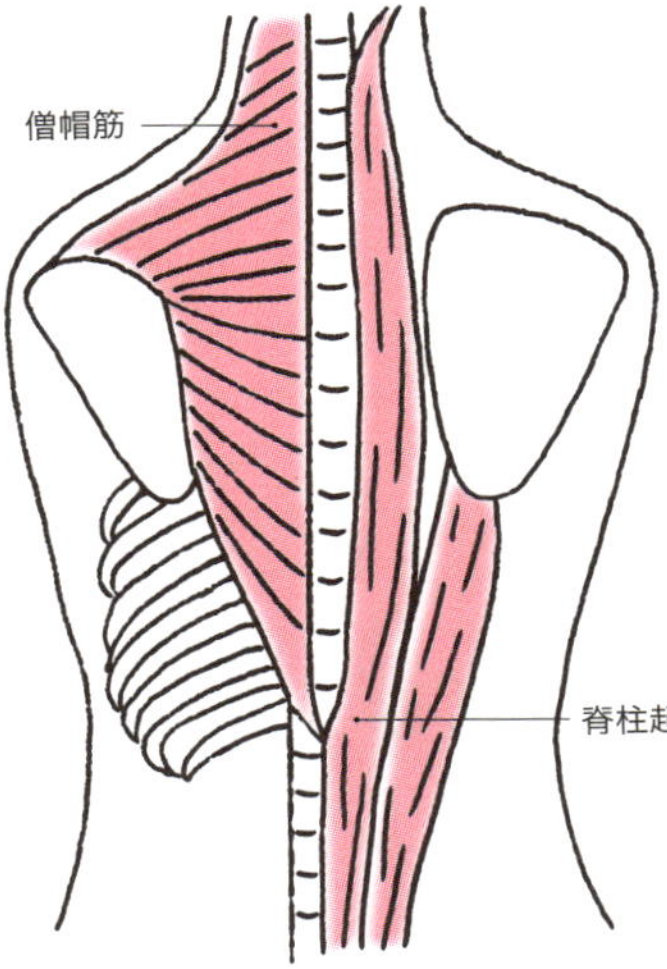

▶骨盤底筋群は横隔膜と連動する！

骨盤底筋群　自転車に乗ったときサドルに当たる部分。骨盤の下でハンモックのように内臓や骨盤を支える。息を吸うと横隔膜が下がっておなかに圧力がかかるが、この圧力を受けとめているのが骨盤底筋群。横隔膜が上から蓋をするようにおなかに圧をかけ、それによって押された臓器を骨盤底筋群が下から圧をかけて支えている。息を吐くと横隔膜と連動して引き上がる。

▶吸う「吸息筋」… 息を吸って肺に空気を入れるために胸郭をふくらませる。

胸鎖乳突筋　胸骨と鎖骨から耳の下あたりにつながる首の筋肉。

斜角筋　息を吸うとき、肋骨を引き上げ胸郭を広げる吸息補助筋。

僧帽筋　背中上部の表層にあり、頭骨につながる。ここがこわばると肩こりの原因に。

外肋間筋　肋骨と肋骨をつなぐ一番外側の筋肉。息を吸うとき、肋骨を上げ、胸郭を広げる。

横隔膜　吸息の主働筋。肋骨と背骨の腰椎に付着している。安静時吸気で1.5cm、最大時には6〜10cm下がる。しゃっくりは横隔膜の痙攣《けいれん》。

脊柱起立筋群　脊椎をつないでいる筋肉群。腹筋群と呼応し、姿勢を支える。

Lecture 8

IT猫背で呼吸筋弱者が急増中！

▶スマホに夢中で口呼吸になっていませんか？

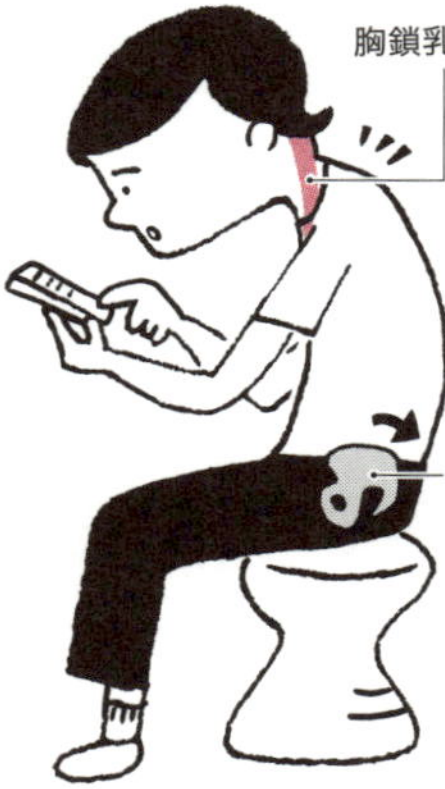

▶ IT 猫背

前屈《かが》みの姿勢で骨盤が傾き、横隔膜と骨盤底筋群がしっかり使えず、腹腔圧のバランスが崩れて呼吸が浅くなる。それを補うために、口呼吸になったり、胸鎖乳突筋や僧帽筋など首や肩まわりの副呼吸筋に頼ってしまいがち。首の後ろの大きな血管が圧迫されて血流が滞り、**脳の細胞呼吸が阻害されて脳疲労を招く**と、そのダメージは全身に波及する。

▶正しい姿勢

骨盤を起こして、**座骨（椅子に座ったときに座面に当たる骨）から背骨が伸びて、頭蓋骨が乗っているイメージで座る**。あごを軽く引いてスマホ画面を見る。力むことなく背筋を長いまま維持でき、気道を広く保てるので、呼吸がスムーズ。頭の重さが首にかからないので、首や肩のコリが起きない。

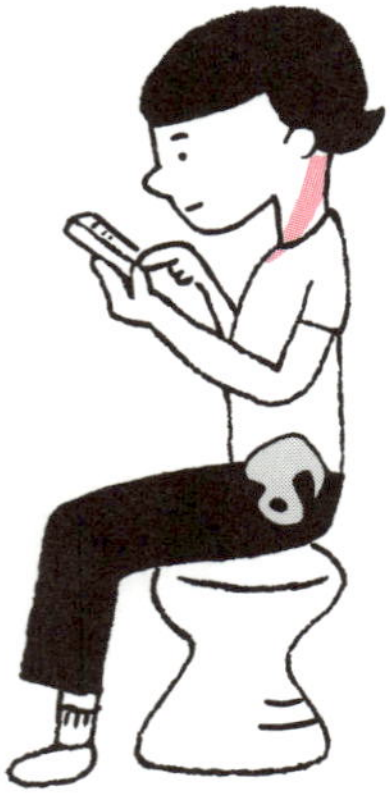

呼吸筋には、体幹を支えて姿勢を維持する働きもあります。いい姿勢の人はいい呼吸をしているし、**悪い姿勢の人は呼吸も悪い**のです。

昔から日本人は姿勢が悪いと指摘されていましたが、近年ではＩＴ機器の普及とともに、首を前に突き出し背中を丸めた「ＩＴ猫背」が世界中に広がっています。この不自然な体勢は、気道を狭くし、おなかを圧迫して横隔膜が上下に動きづらくなるため、本来の呼吸ができません。すると体は、横隔膜の代わりに首や肩などの副呼吸筋に頼って肋骨を持ち上げ、空気を肺に入れて呼吸量を補おうとします。

呼吸筋のサブであるはずの副呼吸筋をメインに使うようになると、使われなくなった横隔膜はどんどん衰えていき、首や肩の筋肉は酷使されてこわばり、肋骨を持ち上げたまま固まってしまいます。こうなると**呼吸時のＺＯＡ（横隔膜の可動域）が制限され、肺の上のほうしか使われず、通常の胸式呼吸より浅い呼吸に**なってしまうのです。

これは体の状態に合わせて脳が瞬時に判断し、無意識のうちにその場で一番呼吸しやすい方法をとっている結果ですが、酸素の摂取量と二酸化炭素の排出量のバランスが乱れ、過呼吸に陥ることに。首や肩、背中の血行は悪化しガチガチにこって、頭痛や眼精疲労、吐き気、イライラなど、さまざまな不定愁訴をもたらします。また、手っ取り早く酸素を吸い込もうと、つい口で息をして、口呼吸の弊害も加わります。

Q 腹式はいい呼吸で胸式は悪い呼吸？

A どちらがいい悪いではなく、大切なのはバランス！

ヒトは無意識に呼吸をしているとき、胸式と腹式の両方をミックスして行っています。その割合が、体や心の状態、時間帯などによって変わってくるのです。これも、授業のはじめにお話しした、恒常性を保とうとする体のホメオスタシスによる作用ですね。

胸式呼吸は日中、活動するための呼吸です。横隔膜があまり動かないため、腹式呼吸ほど多くの酸素を取り込むことはできませんが、呼吸の間隔を細かく調整できるので、日常動作や運動に適しています。また、身に危険が及んだときは、逃げる、もしくは戦うために、浅い呼吸で神経を敏感な状態にして脅威に備えます。

胸式呼吸のときは**交感神経が優位になり、筋肉が活性化**するというメリットもあります。この原理を利用しているのが、リハビリから生まれたピラティスです。胸式呼吸で行うエクササイズで、交感神経を刺激しながら体の奥にあるインナーマッスル（深層筋）にアプローチし、体の歪《ゆが》みを整えてしなやかな体を作ります。

このように胸式呼吸は、健康づくりにも役立ちます。それなのに胸式呼吸が悪者扱いされがちなのは、悪い胸式呼吸が習慣になっている人が多いからです。**本来の胸式呼吸は、胸郭の下部までしっかり左右前後に広げて空気を出し入れします**（82ページ）が、たとえば猫背やストレスが強い場合などは、胸郭が圧迫されて十分にふくらませられないため、肩をいからせて息をするような質の悪い胸式呼吸になってしまい、これが健康に悪いのです。

悪い呼吸はあっという間にクセになります。悪い胸式呼吸が習慣になると、交感神経が過度に働き、一日中興奮状態が続いてしまいます。呼吸がどんどん浅くなり、過呼吸で細胞呼吸も滞り、心身ともに疲労がたまっていきます。本来なら、睡眠時やリラックス時には腹式呼吸になり、体を休めるための副交感神経が優位になるのですが、横隔膜が動きづらくなって腹式呼吸が妨げられ、休むべき時間帯でも胸式呼吸になって、睡眠障害やうつ状態に陥ることさえあります。

現代人は多かれ少なかれ、胸式呼吸に傾きがちなので、日中、気がついたときに、意識的に腹式呼吸にするタイミングを持つことをおすすめします。呼吸も整い、自律神経のバランスも改善していきますよ。

Lecture 9

運動で呼吸筋のミトコンドリアが増える！

▶呼吸筋の赤い筋肉にはミトコンドリアがいっぱい

▶赤筋《せっきん》

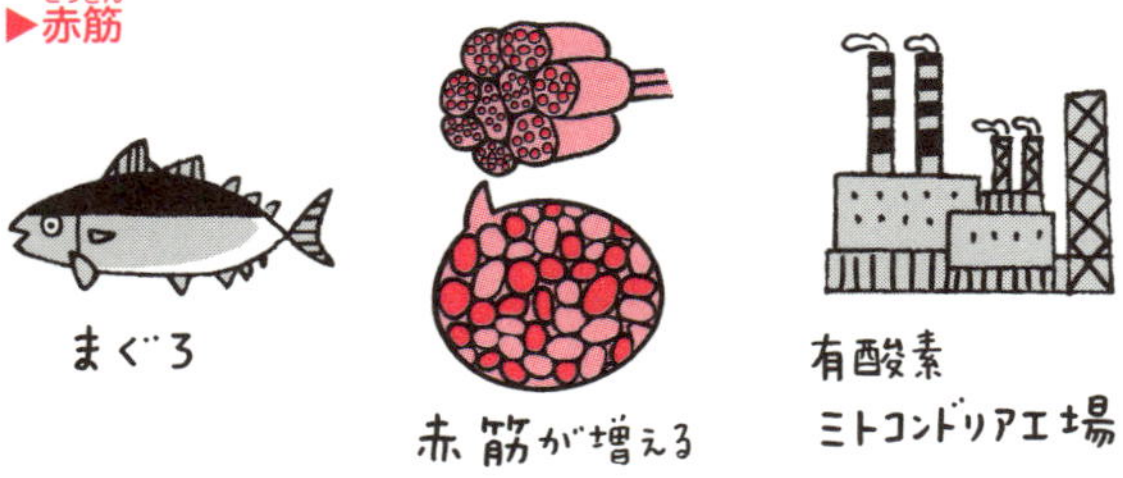

▶白筋《はっきん》

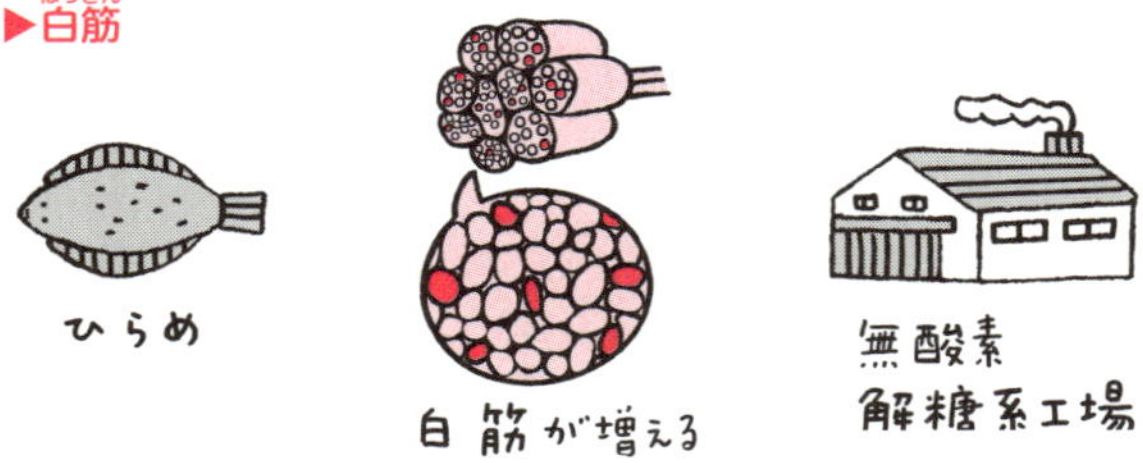

呼吸筋は骨と骨をつないで体を動かす骨格筋。「遅筋（赤筋）」と「速筋（白筋）」という2種類の筋線維で構成され、その配分は体の部位により異なる。骨格筋は筋線維が収縮することで力を発揮する。**ミトコンドリアが豊富な遅筋は、主に細胞呼吸でエネルギーを得る**。収縮速度は遅いが、繰り返し収縮しても疲弊しにくく、有酸素運動で活躍する。

速筋はミトコンドリアが少なく、酸素より糖質が主なエネルギー。収縮速度が速く、短距離走やジャンプといった瞬発力が必要な無酸素運動で活躍する。ちなみに、まぐろなどの赤身魚が赤いのは、回遊魚で長距離を移動するため遅筋が多いから。ひらめなどの白身魚が白いのは、普段はあまり動かず、獲物がきたら瞬時に動けるよう速筋が多いため。

呼吸筋の大部分は「遅筋《ちきん》」と呼ばれる筋肉で、名前通り、筋肉の収縮速度が遅く、筋線維も細いので大きな力は出ません。しかしミトコンドリアを豊富に含むため、酸素を使って細胞呼吸を効率よく行い、たくさんのエネルギーを得ることができ、筋肉を長時間収縮させることが可能。そのおかげで遅筋には持久力があり、有酸素運動で活躍できるのです。

遅筋は「赤筋」とも呼ばれますが、これは遅筋に多く含まれるミオグロビンというタンパク質が赤い色をしているからです。ミオグロビンは酸素を貯蔵するタンパク質で、ヘモグロビンから酸素を譲り受け、筋線維に酸素をたくわえます。

遅筋では細胞分裂は起きないので、どんなに鍛えても大きくはなりませんが、**呼吸筋の細胞に酸素が十分に送り込まれるとミトコンドリアが活性化して数も増え、細胞呼吸が促され、効率よくエネルギーを生み出す**ことができます。遅筋は長時間運動を続けるときに活躍する筋肉なので、水泳やウォーキングなど持久力が必要な有酸素運動で鍛えられます。

ただし、時間が長くても負荷が小さいとあまり効果はなく、普通に歩いているだけではミトコンドリアは増えないことがわかっています。呼吸筋のミトコンドリアを活性化させるには、短時間の無酸素運動にゆったりと呼吸を繰り返す有酸素運動を組み合わせた「サーキットトレーニング」が有効（80ページ）。筋肉細胞が大量に酸素を欲するため、それに応えて毛細血管の血流が増加し、新しいミトコンドリアや毛細血管も生み出されます。

呼吸筋テスト

実力テスト

あなたの呼吸筋、弱ってない？

横隔膜や肋間筋の動きは直接見ることはできませんが、おなかや肋骨まわりの動きで 確認することができます。2つの簡単なテストでチェックしてみましょう。

Check1 横隔膜の可動性

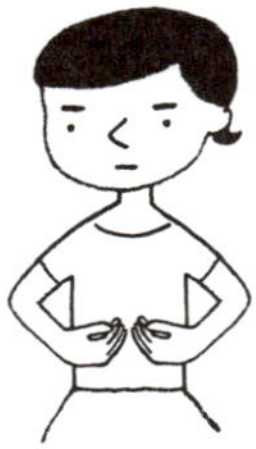

❶ 肋骨の下側の骨際に手を当て、体の中心から外側に向かってなぞる。ここが横隔膜の位置。そこに親指以外の4本の指を食い込ませるようにする。

❷ まず息を吐き、おなかの中に空気を入れるつもりで鼻から大きく吸う。続いて吸った息を大きく鼻から吐く。息を吸ったときに４本の指が押し上げられ、息を吐いたときには指がおなかに食い込むようならば、横隔膜がしっかり動いている証拠。**指に動きがあまり感じられなかったら、横隔膜の動きが鈍くなっている。**

Check2 肋間筋の可動性

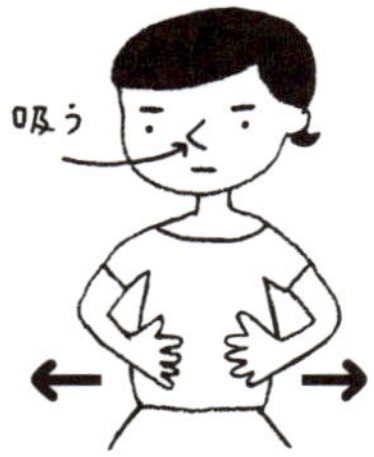

❶ 両手を肋骨の脇に当て、鼻から息を吸い、肋骨が前後左右に広がるかチェック。**横隔膜が下がりきっていないと、肋骨が十分に広がらない。**

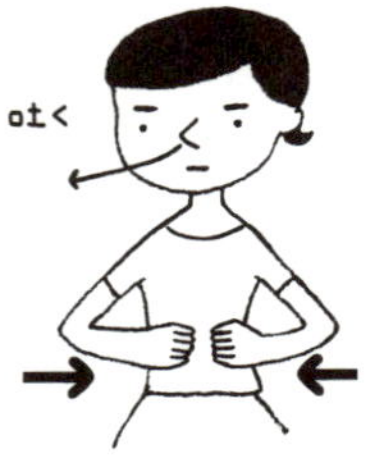

❷ 鼻から息を吐いたとき、肋骨が閉じて下がるかチェック。**横隔膜がしっかり上がっていないと、肋骨があまり閉じず下がらない。**

胸式呼吸チェックリスト

無意識で行っているだけに、普段の自分の呼吸は自覚しづらいもの。ストレスフルで不規則な生活習慣を強いられることの多い現代人は胸式呼吸に傾きがち。チェックが多いほど**腹式呼吸を怠けている**可能性大！

① 息を吸ったとき、肩のラインが上がる
② 息を吐いたとき、肩のラインが下がる
③ 口呼吸のクセがある
④ 声が小さい
⑤ 人前で話すとき声が震える
⑥ ガードルなど矯正下着をつける
⑦ スキニーパンツやタイトスカートをよくはく
⑧ 猫背もしくは反り腰
⑨ デスクワークなどで座っている時間が長い
⑩ スマホやタブレット、パソコンをよく使う
⑪ 頭痛、首や肩こり、腰痛がある
⑫ 検査では異常はないのに息苦しい
⑬ 疲れやすく、すぐに息が上がる
⑭ 忙しくてなかなか落ち着く時間がない
⑮ 夜、気が立って眠れないことが多い

解説▶姿勢の悪さやストレスが引き金に‥

① ②	肩で息をする悪い胸式呼吸に陥っている。
③	口呼吸では横隔膜が弱る。
④ ⑤	呼吸が浅いと声をしっかり出せない。
⑥ ⑦	腹部が締めつけられ腹式呼吸ができない。
⑧〜⑩	悪い姿勢で横隔膜の可動域が狭くなっている。
⑪〜⑬	悪い胸式呼吸が原因で起きやすい症状。
⑭ ⑮	交感神経が優位になると胸式呼吸になる。

課題 呼吸筋をほぐして、横隔膜を動かす！

呼吸が浅い人は、普段から肩や胸で息をしていることが多く、横隔膜をはじめとする呼吸筋が衰えがち。呼吸筋が衰えると、日常の呼吸が浅くなるだけでなく、**意識して深い呼吸をしようとしても、うまくできなくなります。**30～40代になって筋肉の老化が始まると姿勢を保ちにくくなり、多くの人がますます呼吸筋が衰えるという悪循環に陥ります。ガチガチに固まった呼吸筋では、どんなに息を吸い込んでも、酸素を細胞まで届かせる効率が下がります。まずは、ストレッチで呼吸筋をほぐして、動きをよくしましょう。そのうえで、日頃怠けがちな横隔膜を使って深い呼吸をするトレーニングをしていきます。**鍵となるのは横隔膜を使う腹式呼吸**です。

腹式呼吸は胸式呼吸に比べて少ない呼吸数で、より多くの空気を取り込めます。また、胸式呼吸が主に肋間筋で空気を取り込むのに対し、腹式呼吸は主に横隔膜の上下運動で空気を取り込みます。そのため胸はあまり大きくふくらまず、肺に負担が少ない呼吸法といわれ、肺疾患の治療の一環としても腹式呼吸の指導が行われています。そのうえ横隔膜には自律神経が集まっているので、横隔膜を大きく動かす腹式呼吸を行えば、副交感神経が高まりリラックスし、脳内でハッピーホルモンも分泌されやすくなります（96ページ）。

呼吸筋は筋肉なので、使うことで鍛えられます。そして**筋肉は何歳からでも成長します**。

口呼吸や胸式呼吸がクセになっている人もあきらめず、呼吸筋実習に取り組んでください。

▶腹式呼吸の心得

❶ 最初に息を吐く

息を吸うのは無意識でも必ず行うが、息を吐くのはおざなりになりがち。まずは、息を吐いて、肺の中の空気を出しきるところからスタート。「吸わなければ吐けない」という思い込みは、息の吸いすぎにつながるので要注意。

❷ 吐く息も鼻から。吸う息よりゆっくり長く

吸う息よりも吐く息を長く行う。おなかがゆっくりとへこんでいくのを感じながら、鼻から細く長く同じペースで吐いていく。

❸ 息を吐くときには引き上げるイメージ

息を吐くとき、横隔膜と骨盤底筋群は引き上げられるが、反対に押し下げてしまう人も。吐くときは肛門→恥骨→おへそ→横隔膜へとチャックを閉めるように引き上げて。

❹ 息を吸うときは舌を上あごにつける

口呼吸を予防。吸うときも吐くときも鼻から行うのが基本。

❺ 肩の力を抜き、息を吸うことをがんばらない

いっぱい吸い込もうとすると肩に力が入り、悪い胸式呼吸になるので要注意。

実習 1 胸郭&肩・首ほぐし

横隔膜や肋間筋などメインとなる呼吸筋は胸郭が適切に動くことにより、ゆったりした深い呼吸につながります。ところが、悪い姿勢を続けていると、これらの呼吸筋がこり固まってしまい、胸郭が閉じて、浅く短い呼吸になってしまうのです。**胸郭をしっかり開く**ストレッチすることで、呼吸筋が活性化し、胸郭の動きが大きくなります。

呼吸する際には、胸郭が動くと同時に肩甲骨も動きます。**肩甲骨をよく動かす**と、胸や肩まわりの筋肉がほぐれ、胸郭の動きもしなやかになります。また、首や肩を使った悪い胸式呼吸の原因となるIT猫背は、肩甲骨や**首の胸鎖乳突筋をほぐす**ことで改善されます。

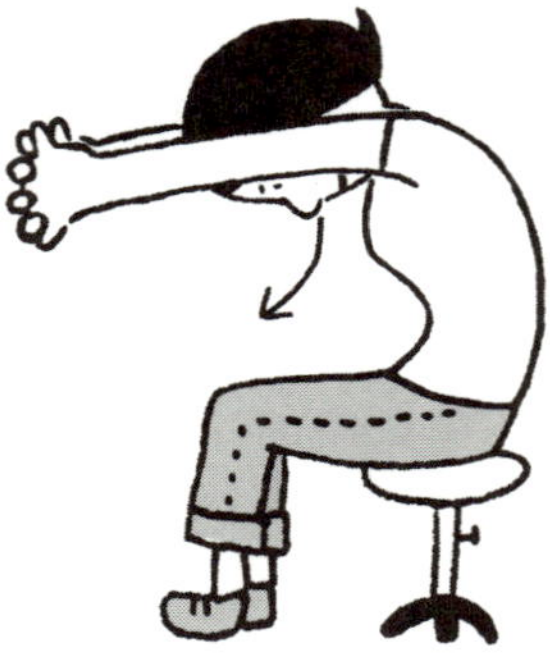

1 椅子に座り背筋を伸ばし、胸の前で手を組む。ゆっくりと息を吐きながら、前に腕を伸ばすと同時に骨盤を後傾させる。**左右の肩甲骨の間が気持ちよく開いていくのを感じて。**

2 ゆっくりと息を吸うのに合わせて、骨盤を前傾させながら、組んだ手を胸の下に引き寄せていく。**左右の肩甲骨が背骨に寄って、胸郭が気持ちよく開くのを感じて**。ただし、腰を無理に反らせすぎないように注意すること。1と2を呼吸に合わせて5回ずつ繰り返す。

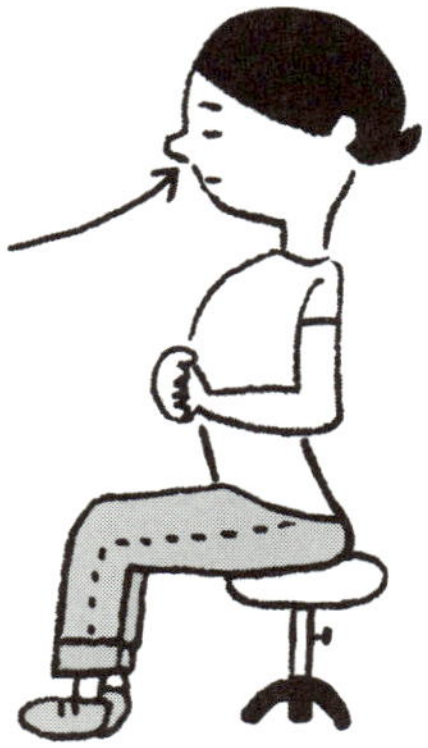

3 両ひじを曲げ、指先を左右の肩先にのせ、**肩甲骨を寄せて胸を張る**。両ひじで大きく円を描くように、腕全体を前から後ろへ5回、回す。反対回しも同様に。

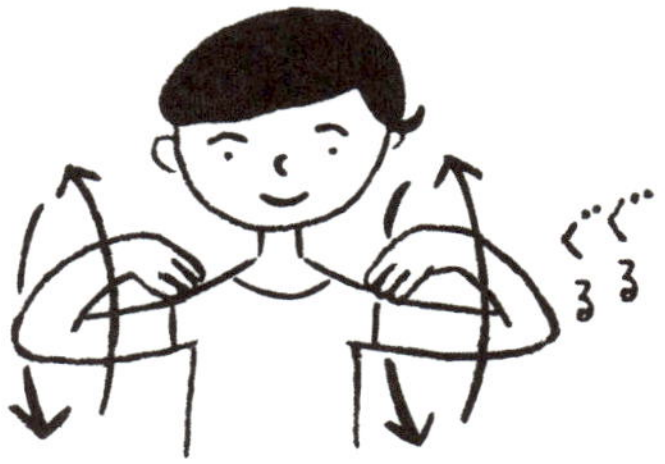

4 右手を左肩に置き、脇を締める。右手で鎖骨を押さえながら、ゆっくり首を後ろに倒し、あごを上に向ける。そのままゆっくり首を右に倒し、あごは左上に向ける。**胸鎖乳突筋が耳の後ろからしっかり伸びるのを感じて**。反対側も同様に。

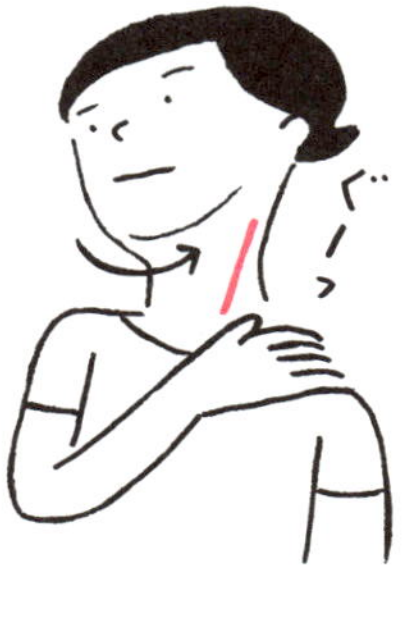

実習 2

足の裏から姿勢を正す

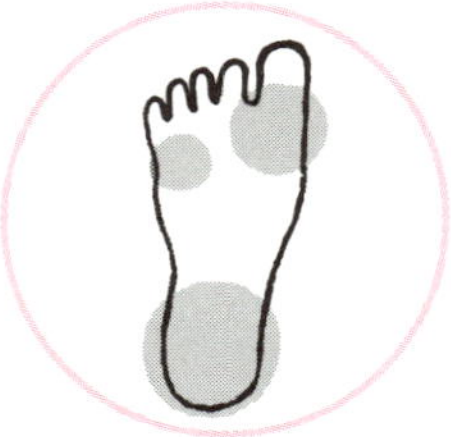

▶足裏3点立ちレッスン

足裏の親指の下、小指の下、かかとの3点に均等に重心を置くことで、バランスのよい体に。ぐらついたり、足裏の一部が床からすぐに離れる人は、姿勢が悪い証拠。体がぶれないようになるまで繰り返し練習しよう。

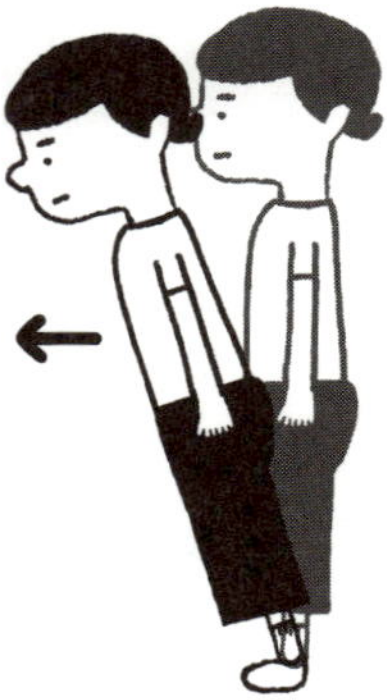

1 体を前に倒す

両足を肩幅に開き、手は体の横に。足裏が離れないようにできるところまで体を倒す。足の指を力ませないこと。

よい姿勢はよい呼吸を招きますが、姿勢をよくしようとすると、胸を張って背筋をピンと伸ばす「気をつけ」の姿勢をする人が大半。背中の筋肉が緊張してしまい、肩が上がり、反り腰になってしまうのです。反り腰は一見きれいな姿勢に見えますが、猫背と同じ悪い姿勢。横隔膜と骨盤底筋群が傾き、腹腔内圧のバランスが崩れ、肩や胸の前側だけを使った浅い呼吸に陥ります。

また、呼吸のたびに腰椎が横隔膜によって不自然に引っ張られることになり、腰痛の引き金になります。

正しい姿勢は、足裏から姿勢を整える

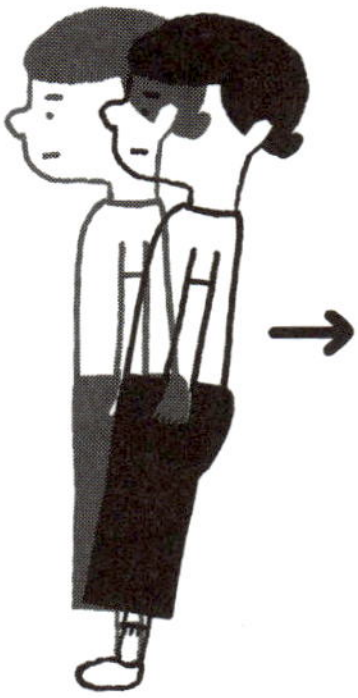

2 体を後ろに倒す

足裏が床から離れないように気をつけながら体を後ろに倒す。腰を反らせて上半身だけが後ろにいかないように、頭から足裏までを一直線に保つ。

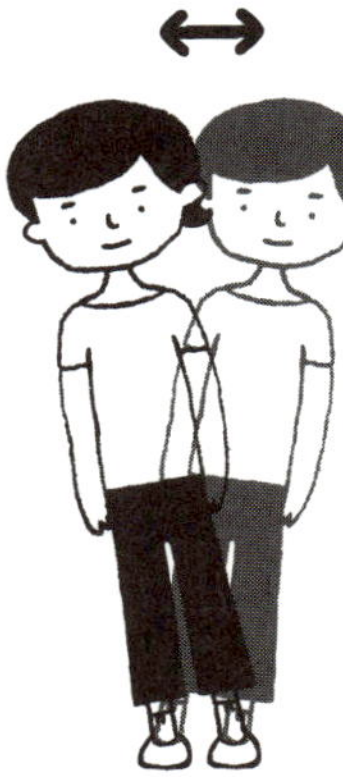

3 体を左右に倒す

体を左右にできるところまで倒す。足裏を床から離さず、頭から足裏までを一直線に保つ。

のが早道。**足裏の3点に均等に重心を置くことで軸となる背骨が安定し、バランスよく立てる**ようになるのです。ニューヨークで大ブレイクしたエクササイズ「バレトン」は、私も開発に携わったのですが、足からバランスのよい体を作る「ソール・シンセシス（足裏からの統合）」をコンセプトにしています。

　バレトンの基礎となる「足裏3点立ち」は、背骨を支えている脊柱起立筋や、上半身と下半身を支える腸腰筋など、姿勢を支えるインナーマッスルが鍛えられます。足裏が安定すれば、横隔膜や骨盤底筋群も水平に保たれ、腹腔内圧が均等にかかり、**体幹が安定し、自然に深い呼吸に**落ち着きます。

実習3 風船ふくらまし

　腹式呼吸がうまくできない人には、息を吐くのが苦手な人が目立ちます。息を吐く筋肉を鍛えるには、風船をふくらますのがもってこい。簡単そうで意外と肺活量が必要です。よく頬《ほお》をふくらませて必死の形相で息を吹き込んでいる人がいますが、それでは大して空気が出せず、風船はなかなかふくらみません。椅子に浅く座り、**頬がふくらまないように口をすぼめて、腹式呼吸でおなかからゆっくり長く息を吐く**と、たくさん空気を送り込めます。息を吐きながら、肋骨が下がっていく感覚を感じましょう。

　最初のひと息でどれくらいふくらむかを観察してみてください。続けていくうちに、風船の大きさが大きくなっていけば、肺活量が増えている証。1日1回から始めて、簡単にふくらませるようになってきたら、回数を増やして負荷をかけます。

　息を吐ききったら、5秒ほど静止し、鼻から息を吸っていきますが、このとき、肩をすくめたり、背中を反らさないように気をつけましょう。たくさん息が吐けるようになるだけでなく、**顔やせ&おなかやせ効果も期待**できます。

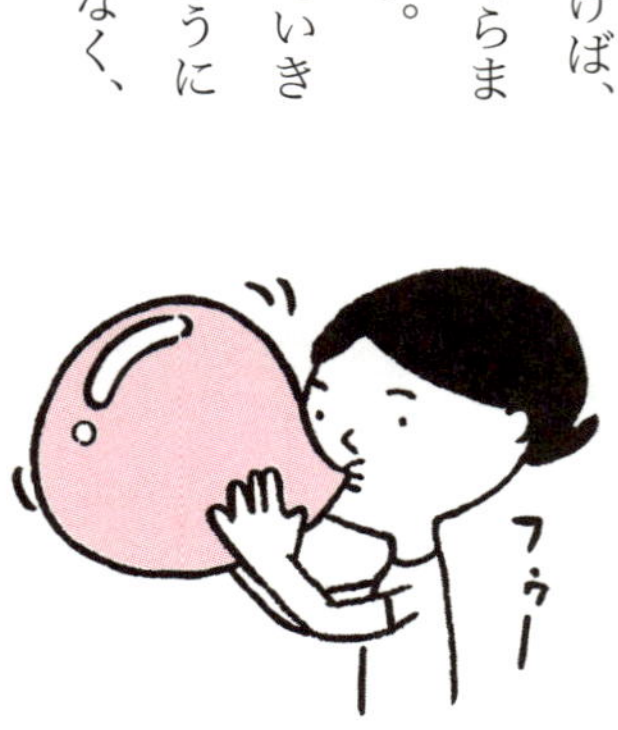

実習 4 寝るだけストレッチ

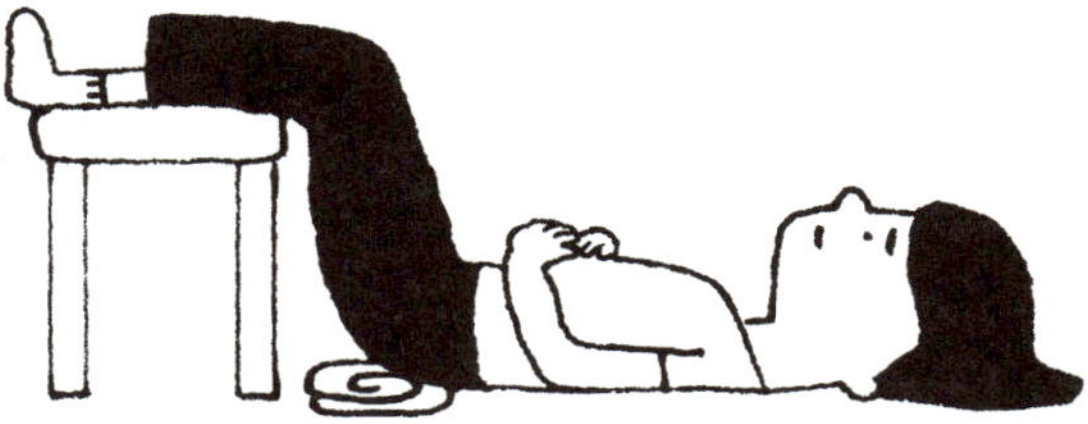

仰向けになり、膝が90度になるように椅子に足をのせる。クッションかバスタオルを折って5～10cmくらいの厚みにして、お尻の下に置く。そのまま、鼻からゆっくりと呼吸する。両手をおなかの上に置いて、**横隔膜の動きを感じて**みよう。

寝ているだけで横隔膜の可動域が広がるストレッチ。仰向けに寝て、椅子に足をのせ、少しお尻を高くして呼吸をすると、おなかの力みがとれて横隔膜がよく動くようになります。お尻を持ち上げることで自然とおなかに圧がかかり、息を吸うときに横隔膜が下がりやすくなり、呼吸が深くなるのです。

繰り返し行えば、**脳が横隔膜の正しい可動域を学習し、立っても歩いても、その状態をキープすることが可能**に。反り腰の改善にも役立ちます。

実習 5

寝たまま腹式呼吸

▶Step1　胸とおなかに手を添えて

1 仰向けに寝て膝を立て、胸とおなかに手を置く。鼻から息を軽く吐き出してから、鼻から息を吸い込む。深く吸おうとすると胸の前に息を入れてしまいがちなので、**無理におなかをふくらませようとしないで入ってくる息にまかせて**。おなかがふくらんで手が押されるのを感じて。胸の上に置いた手はあまり動かない。

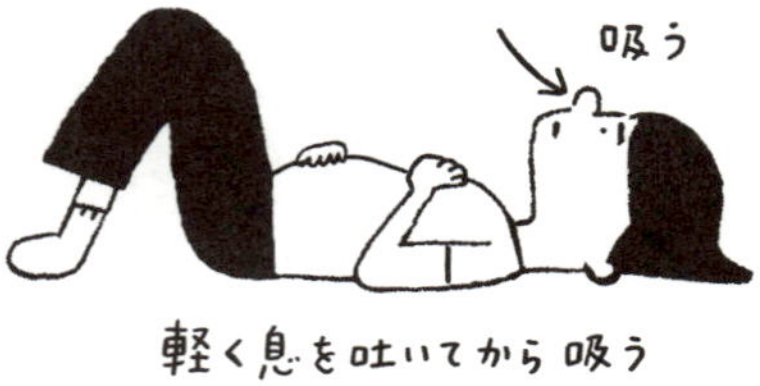

2 おなかの力をゆるめ鼻から息を吐き、おなかがへこむのを手で確かめる。肛門→恥骨→おへそ→横隔膜へとチャックを閉めるように引き上げながら、**細く長くゆっくりと同じペースで息を吐いていく**。

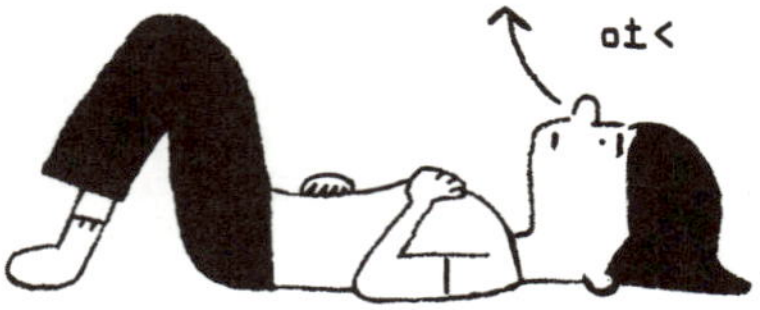

腹式呼吸に自信がない人は、まずは仰向け寝で練習してみましょう。**背中を床につけると、胸が動きにくくなるので、自然と腹式呼吸**になります。**膝を立てると横隔膜の動きがつかみやすい**でしょう。

あごが上がってしまう人は、枕を使って首の後ろをゆったり伸ばし、あごを軽く引いて頭をセットします。

▶Step2　おなかに本を置いて

1 仰向けに寝て、両膝を立てる。手は胸に置き、おへそのすぐ上あたりに500gくらいの重さの本を置く。まず鼻から息を軽く吐ききる。

2 鼻からゆっくりと息を吸い込み、おなかがふくらんで、本の位置が上がるのを確認。

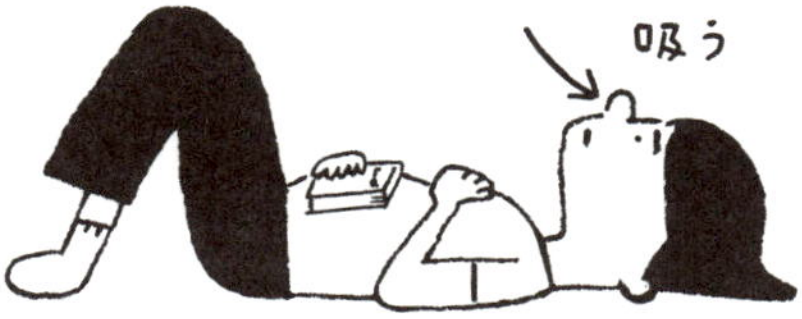

3 続いてゆっくりと息を吐きながら、おなかがへこんで本の位置が下がるのを確認する。**肋骨が床のほうに下がって広がるのを感じて**。2と3を3分ほど繰り返す。様子をみながら本の重さを500gずつ増やし、1カ月で2kg、3カ月で3kgを目標にがんばろう。

おなかと呼吸の動きが一体化しているか確認するために、ステップ1では胸とおなかに手を当てて、呼吸筋の動きを体感。おなかの動きがはっきりとわかるようになったら、少し負荷をかけます。

ステップ2は、ステップ1と同じやり方で、おなかの上に厚めの本を置いての腹式呼吸。呼吸に合わせておなかが上下する動きが目に見えてわかります。

実習 6

基本の「4・8呼吸法」

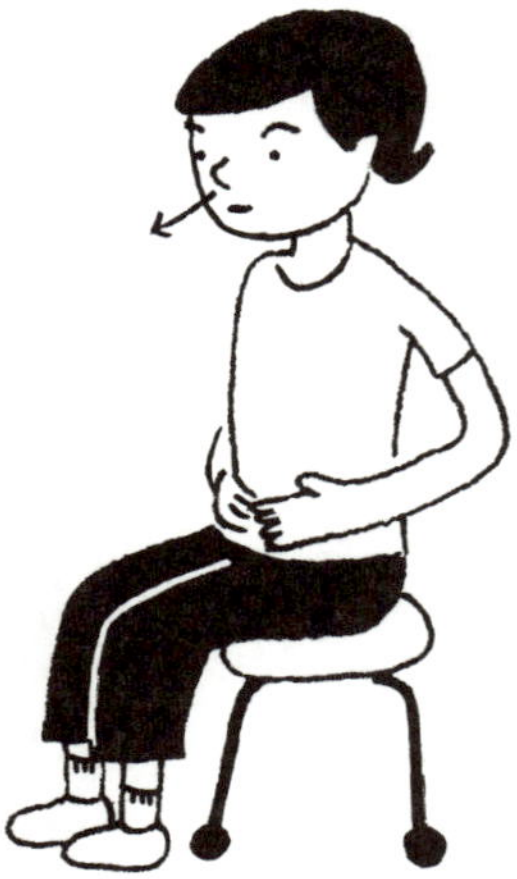

▶How to 4・8呼吸法

1 姿勢をラクにして座り、鼻から軽く息を吐く。仰向けに寝て行っても、立った姿勢で行ってもOK。

仰向けで腹式呼吸ができるようになったら、いよいよ座って練習してみましょう。基本の「4・8呼吸法」は、**ともかく「吐く息を長くする」だけ**の簡単な呼吸法で、気づいたときにこまめに行うことで、鼻呼吸、腹式呼吸が自然と身につきます。ゆっくり深い腹式呼吸を繰り返し練習してみましょう。

慣れるまでは、おへその上に手を当てて、腹部の動きを確認しながら行って。息を吐くときに、肛門→恥骨→おへそ→横隔膜へとチャックを閉めるように、**骨盤から内臓を引き上げる意識を持つことで、骨盤底筋のトレーニングにも**なります。

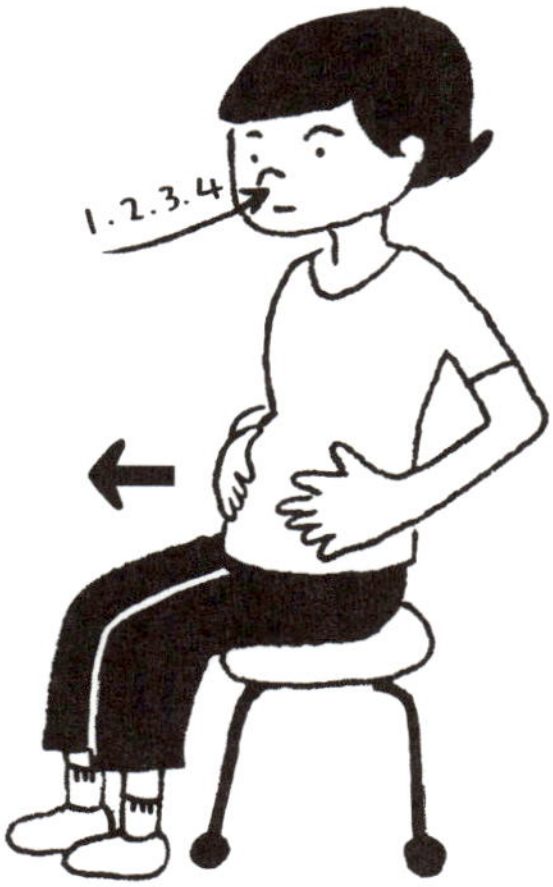

2 おなかをふくらませながら4秒かけて鼻から息を吸う。おなかが数センチふくらむように、しっかりと息を吸い込む。**背中側にも空気が入っているのを感じて。**

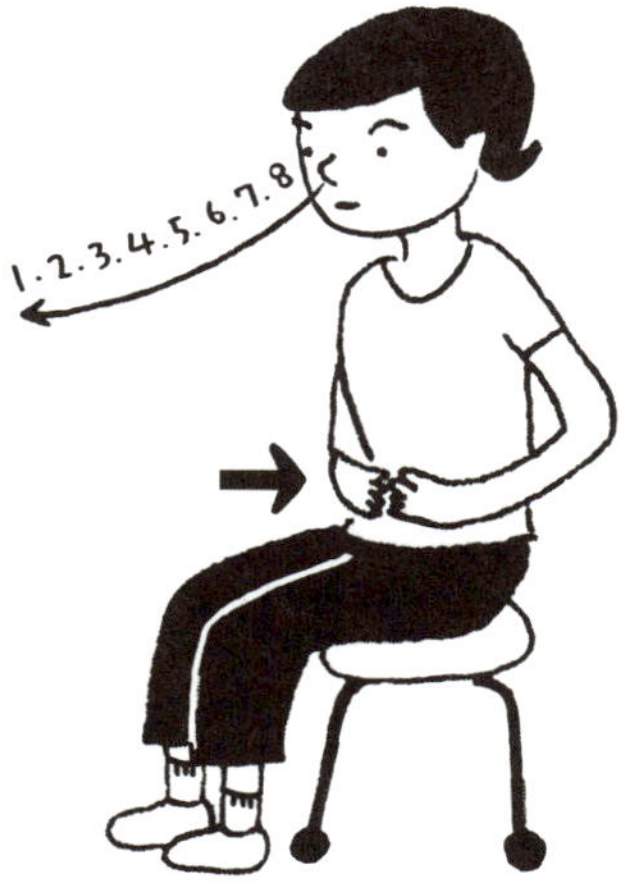

3 **肛門→恥骨→おへそ→横隔膜へとチャックを閉めるように、骨盤から内臓を引き上げ**ながら、おなかをへこませていき、鼻からゆっくりと8秒かけて息を吐く。2、3を気分が落ち着くまで繰り返す。

実習7 2〜3分筋トレ+15分リズムウォーキング

遅筋である呼吸筋は有酸素運動で鍛えられますが、無酸素運動を組み合わせることで、筋肉細胞が酸素を大量に欲するため、**ミトコンドリアも毛細血管も増えやすくなります**。また、無酸素運動で筋肉が傷つき乳酸が出て、それが信号となり、成長ホルモンが分泌されます。

ただし、鍛えすぎると横隔膜や骨盤底筋の動きを抑制し、呼吸にとってはむしろマイナス。最近は筋トレブームで割れた腹筋を目指す人も多いようですが、**ハードなトレーニングは疲労が蓄積し、活性酸素のリスクも高まるので、軽く息が上がる程度でOK**です。

ウォーキングの際は、歩く前に2〜3分でいいので、腹筋やスクワットなど簡単な筋トレをすると、脂肪が脂肪酸に分解され、その後の有酸素運動(ウォーキング)で脂肪酸が消費されます。これを続けることで次第に筋肉が増え、アンチエイジングホルモンのDHEA(デヒドロエピアンドロステロン)の分泌が増加(96ページ)。ストレスホルモンのコルチゾールの分泌が抑制され、細胞の酸化も防ぎます。

筋トレによる筋線維のダメージ回復には最低でも2日はかかるので、部位を3つに分けてローテーションで行うのがおすすめ。ちょっとキツイと感じるくらいで、回数を多くするより、どこの筋肉に効かせているか感じながら、ゆっくり丁寧に行うことが大切です。

▶筋トレメニューの例

・1日目 **腕立て伏せ**　・2日目 **腹筋・背筋**　・3日目 **スクワット**

▶リズムウォーキング

歩くリズムに合わせて３回息を吐いて１回吸う

「フッフッフッスーッ」と呼気3・吸気１で、歩行リズムに合わせて鼻呼吸を行う。脚運びは、肋骨から歩くようなイメージで。通勤や買い物で歩く時間を上手に活用して、毎日の習慣にしたい。ただし排気ガスは活性酸素を増やすので、なるべく交通量の少ない道を選ぶのが賢明。イギリスの最新の研究では、公園でのウォーキングは心肺機能を高めたが、幹線道路沿いでは逆に低下したという報告も。自分で続ける自信のない人は、**小さい負荷の筋トレと有酸素運動を組み合わせたサーキットトレーニング**を積極的に取り入れているスポーツジムもあるので、信頼できるトレーナーについて、自分に合ったプログラムを組んでもらって。

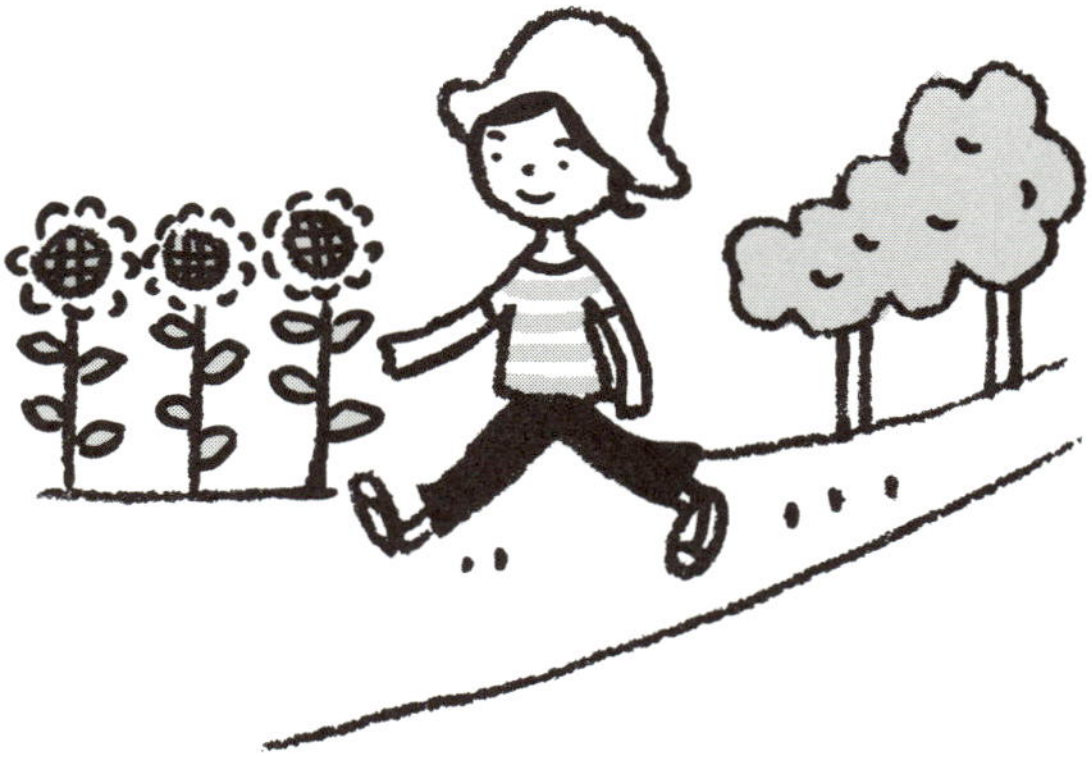

補講

正しい胸式呼吸とは？

腹式呼吸は、横隔膜を上下に動かす縦の呼吸です。一方、**胸式呼吸は、肋間筋を使って胸郭を左右に広げる横の呼吸**です。腹式呼吸のときは、息を吸うときにおなかがふくらみますが、胸式呼吸ではおなかは平らなまま。動くのは胸郭だけです。

まずは胸郭の両脇に手を置いて、一番下の肋骨を確認してみてください。意外に下のほうにあって驚いた人もいるでしょう。そこに手を置いたまま、普段より意識的に横方向に呼吸します。息を吸うたびに胸郭が横に広がり、肋骨の脇と背中側に空気が入ります。

両手で胸郭の左右の動きを感じられたでしょうか？　初めは少ししか広がらないかもしれませんが、繰り返すうちに確かな動きに変わっていきます。エクササイズバンドなどを使って行うと、肋骨が広がる感じがよくわかります。

肩が上下に動いた人は、首や肩の副呼吸筋を使った質の悪い胸式呼吸になっています。これはとても体にストレスをかける呼吸で、実際、怒っている人やパニックを起こしている人、喘息《ぜんそく》患者にもよくみられます。このような呼吸を続けていると、胸郭は柔軟性を失って硬くなり、血行不良を起こし、体のあちこちの細胞が酸欠を起こします。

正しい胸式呼吸を覚えると、自分の呼吸の間違いを自覚しやすくなるので、腹式呼吸と合わせてぜひ練習してみてください。繰り返すうちに**肋間筋がしっかりストレッチされ、体幹が安定し、すっと芯が通ったしなやかな上半身に**なっていきます。

▶How to 正しい胸式呼吸

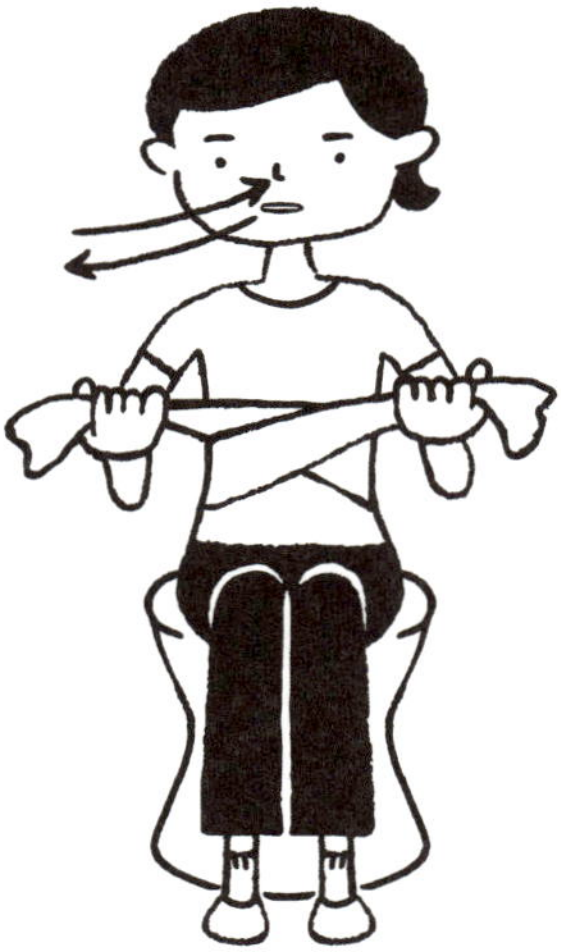

1 椅子に座り、エクササイズバンド（長めのタオルやスカーフでもＯＫ）を肋骨の下に当たるように背中に回す。みぞおちのあたりで交差させ、たるませないように両端を握る。

2 胸郭の脇と背中側に空気を入れるように意識しながら、鼻からゆっくりと静かに息を吸い込んでいく。**背中をふくらませようとして、背中を丸めないこと。**バンドに張りを感じたら、肋骨が広がっている証拠。肋骨の前のほうで息を吸うと、腰が反って出っ尻になってしまうので要注意。

3 唇やあごの力を抜いて、薄く開いた唇の隙間からゆっくり静かに息を吐いていく。

補習

胸式呼吸×腹式呼吸でゾーンに入る！

1対1呼吸法

この補講では応用編として、あえて短く浅い胸式呼吸を取り入れます。

初めに速めの胸式呼吸で交感神経を上げることで、集中力を高める脳内ホルモン「ノルアドレナリン」を出して気分を高揚《こうよう》させ、メラメラとやる気をわき上がらせます。

その後、ゆったりとした腹式呼吸で横隔膜をしっかり動かすことを繰り返して、副交感神経のスイッチを入れ、心を安定させるセロトニンを分泌させます。適度にセロトニンが増えることで、自律神経のバランスがとれて、ノルアドレナリンの暴走がくい止められ、**興奮しすぎることなく頭をクリアに整え、モチベーションを高めます**。

やり方も簡単で、**わずか3分ほどで気合が入り、集中力が高まる**ので、大勢の人の前で発言するときや大事な用事の前のテンションアップに最適。緊張する場面でも、気分を高揚させながら落ち着いてコトに当たれます。また、交感神経と副交感神経どちらも上げるため、基本の「4・8呼吸法」とともに習慣にすると、**自律神経の総合力であるトータルパワーも自ずと上がり、やる気を出すトリガーに**なります。

▶How to 1対1呼吸法

ノルアドレナリンとセロトニン、交感神経と副交感神経の両方を適度に上げる呼吸法。毎日繰り返し続けていると、集中力が極限まで高まった状態である「ゾーン」に入りやすくなります。

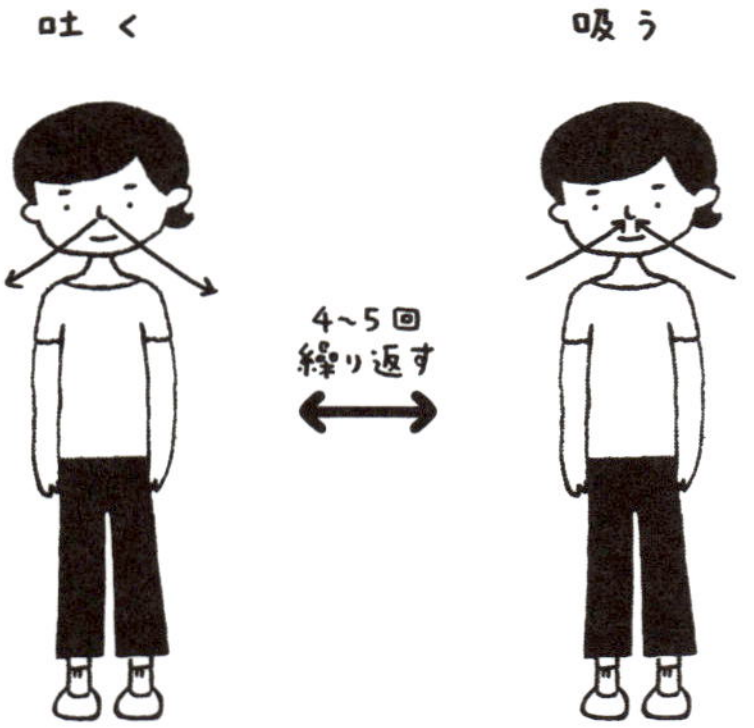

1 背筋を伸ばして立つ（姿勢を正して椅子に座って行ってもよい）。

2 速めの速度で鼻から息を吸う。

3 鼻から一気に息を吐く。

4 2・3の胸式呼吸を4～5回繰り返す。

5 おなかをふくらませながらゆっくり息を吸う(3秒)。

6 おなかをへこませながらゆっくり長めに息を吐く(6秒)。

7 5・6の腹式呼吸を4～5回繰り返す。

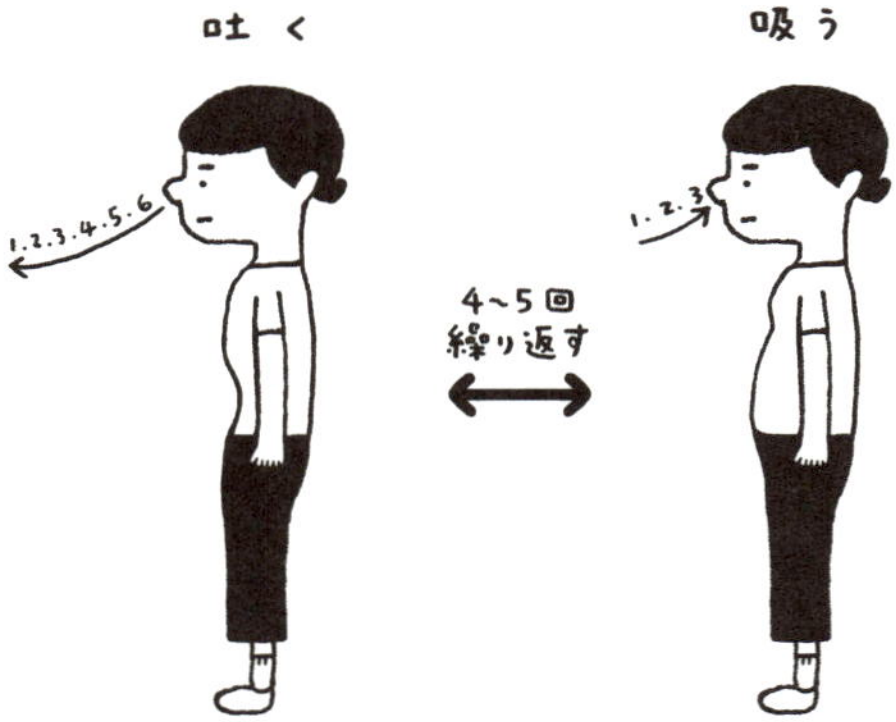

肺を脅かすタバコ病「COPD」

近年、日本人の死亡原因のトップ10にランクインしているCOPD（慢性閉塞性肺疾患）。タバコの煙や大気汚染、粉塵《ふんじん》など有害な空気を長期間吸い込むことで、内部環境が汚されて気管支や肺に炎症が起こり、細胞呼吸が滞り、組織が壊れてしまう病気です。

慢性気管支炎や肺気腫を伴うことが多く、息を吸ってもうまく吐き出すことができず、呼吸困難に陥ります。**10〜15年かけて徐々に症状が増していき、末期になると酸素吸入しても溺れているような苦しさが継続**します。

患者の9割以上が喫煙者のため、「タバコ病」とも呼ばれます。喫煙者は男性のほうが多いため、女性より男性患者のほうが2〜3倍以上多いのですが、受動喫煙の機会が増えると、COPDや肺がんのリスクが高まることが明らかになっています。電子タバコや加熱式タバコなどの新型タバコなら安全と思われがちですが、これらも程度の差はあれ、発がん性や受動喫煙のリスクはあります。

最近、人間ドックなどで「肺年齢」の検査として行われている「肺機能検査（スパイロメトリー）」は、COPDの早期発見に役立ちます。肺にある空気をどれだけ多く、長く吐き出せるかを調べる簡単な検査で、10分ほどで終わります。

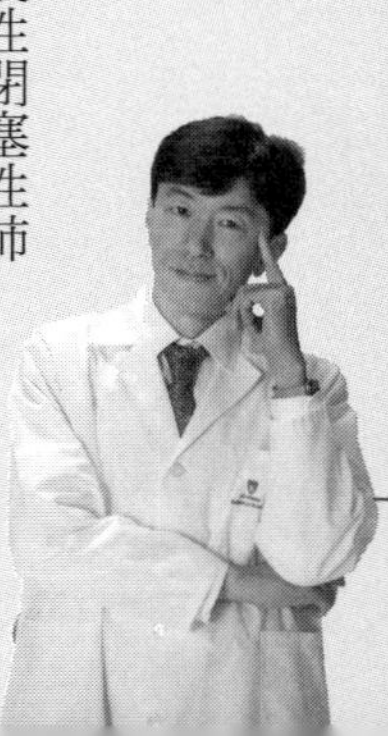

次のチェックリストで該当項目がある人は、1度この検査を受けてみるとよいでしょう。

COPDチェック

- □ 同世代の人と歩くと自分だけ遅れる
- □ 階段や坂道を上るとひどく息切れがする
- □ 冬になると朝方に咳《せき》・痰《たん》が出る
- □ 風邪でもないのに痰がからむ
- □ 前屈みになると動悸《どうき》や息切れがする
- □ 呼吸をするとゼイゼイ・ヒューヒュー音がする
- □ 20年以上、煙草を吸っている、
またはかつて吸っていた

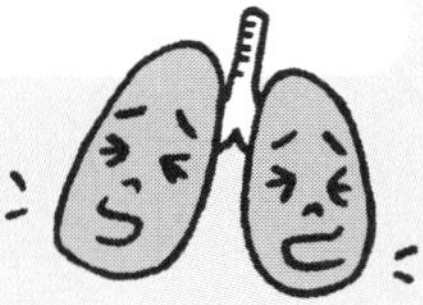

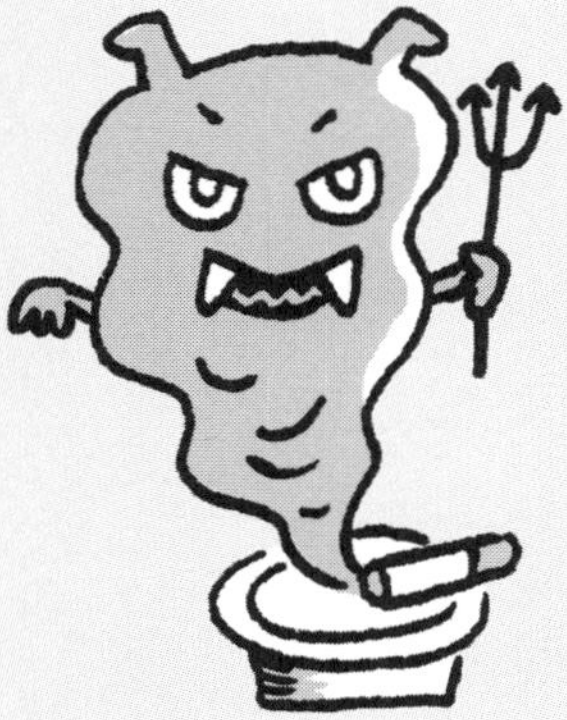

「タバコをやめたら食欲が出て太るからやめられない」という声もよく聞きます。確かに、ニコチンには脳の視床下部を刺激して、食欲を抑える働きがあります。そのため、喫煙中は無意識のうちに食欲が抑制されるのです。禁煙すると、今まで抑えられていた食欲が通常に戻り、毛細血管への血流もよくなるため、太りやすいように感じるかもしれませんが、それは**健康な体を取り戻す第一歩**ともいえるでしょう。

味覚が正常に戻っておいしく食べられるようになるため、食欲が増すということもあると思います。タバコを吸うと体内で活性酸素がどんどん作られますが、活性酸素は亜鉛を消費します。亜鉛は味覚に関係があり、不足すると食べものをおいしいと感じられなくなることが。これは喫煙者に多くみられる**味覚障害のひとつ**です。

また、たとえスリムな体型を維持できたとしても内部環境は乱れてしまうため、肌荒れや、シワ、シミを招きやすく、美容的にもかなり問題ありです。タバコを吸う人に共通する顔の老化パターンがあって、目もとや口もとに深いシワができる、肌がくすみ暗くなる、唇がカサつく、歯や歯茎がどす黒く変色、白髪が増えるなど、**「スモーカーズフェイス」と呼ばれる独特の老け顔**になります。これには喫煙に伴う毛細血管と内部環境の劣化も、少なからず影響しています。

禁煙しても、喫煙で傷ついた肺は回復させることはできませんが、それでも肺へのダメージを減らし、肺機能低下のスピードをゆるやかにすることはできます。まず禁煙を1カ月続けると、咳や痰などの呼吸器の症状が改善します。COPD患者でも、1年禁煙すれば、肺の機能に改善がみられます。禁煙期間が2～4年になると、狭心症や心筋梗塞などの心臓の病気のリスクが、タバコを吸う人と比べて著しく低下します。さらに10～15年禁煙すると、咽頭がんのリスクが60％、10～19年で肺がんのリスクが70％も低下します。20年禁煙すれば口腔がんのリスクが、タバコを吸わない人と同レベルになるともいわれます。**自分のためにも、大切な家族やまわりの人のためにも、1日も早い禁煙を！**

肺がダメージを受けると……

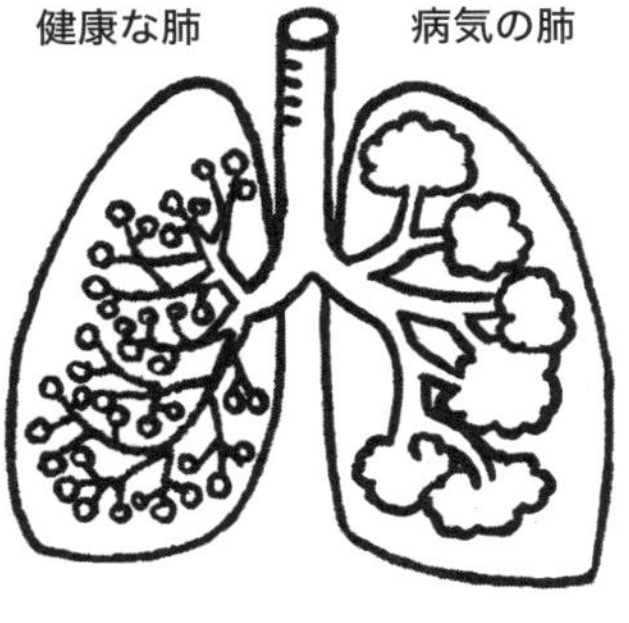

有害物質にさらされ続けた肺は、気管支に炎症が起きて内腔が狭くなって空気が出にくくなったり（慢性気管支炎）、肺胞の壁が破れて肺胞同士がくっついてふくらんだり（肺気腫）、その結果、**毛細血管が壊れてガス交換が困難に**なる。

3時限目

自律神経の乱れが細胞を息苦しくする

Lecture

10 交感神経の上がりすぎで細胞が息づまる

▶自律神経はヒトの生命維持装置

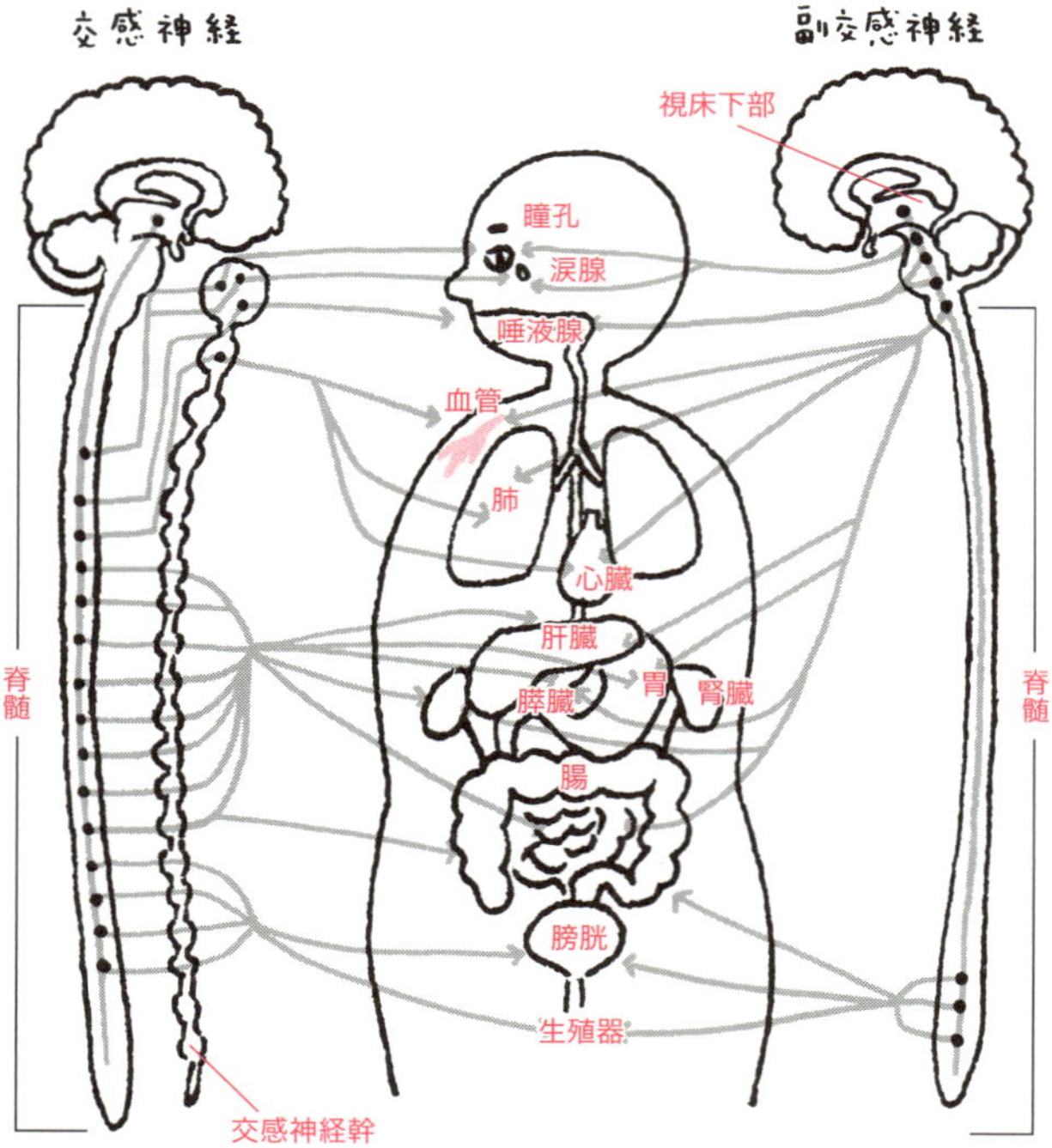

自律神経はホルモンと並ぶ体の二大制御機構のひとつ。呼吸をはじめ、生命活動に必要不可欠な鼓動、血圧、脈拍、体温などを24時間管理する。相反する働きの交感神経と副交感神経からなり、**交感神経は興奮、緊張、覚醒の神経**。日中の活動に必要な酸素を運ぶため、呼吸を速め、心拍数を上げ、毛細血管を収縮させて血圧を上昇させ、臨戦態勢に誘導。一方、**副交感神経はリラックスの神経**。呼吸を穏やかにし、心臓の働きを安定させ、毛細血管を拡張させて血圧を下げ、休息モードに導く。

普段、何気なく行っている無意識の呼吸は、恒常性を維持する自律神経に支配されています。自律神経の働きは基本的に体内時計とともに変動し、朝日が昇れば活動するための交感神経が優位になり、日が暮れる頃には休息するための副交感神経が優位になります。

しかし現代人は、夜遅くまで活動して交感神経が優位に傾きがち。**交感神経が優位な状態が長く続くと、体内時計が乱れ、副交感神経へのスイッチが入りにくくなってしまいます**。すると毛細血管が収縮している時間も長くなり、体の中心にばかり血液が集中します。その結果、血流が悪化して全身の細胞に酸素や栄養が行き渡らなくなり、細胞呼吸の効率やミトコンドリア自体の機能が低下し、内部環境が悪化します。血圧も高くなって、血管の内壁も傷つき、動脈硬化がじわじわと進み、脳梗塞や心筋梗塞のリスクも高まります。

自律神経は白血球とも連動しています。白血球には主に「顆粒球《かりゅう》」と「リンパ球」があり、交感神経が優位な状態が長く続くと、顆粒球が必要以上に増えてしまいます。顆粒球は細菌と闘ってくれるのですが、役割を終えると活性酸素を放出しながら死んでいきます。顆粒球が過剰に増えれば、活性酸素を無毒化する酵素の働きが追いつかず、機能しなくなる細胞が増えてしまい、それが老化を早め、病気を招いてしまうのです。

逆に**副交感神経が優位になるとリンパ球が増えて、ウィルスやがん細胞を攻撃し、免疫力を上げて自然治癒力を高める**ことにつながります。

Q 副交感神経は優位なほどいい？

A 副交感神経が勝りすぎると体も心もだらけます

副交感神経はリラックスの神経ですから、優位になればなるほど、気分がラクになってよさそうな気がしますよね。でも実際のところは、副交感神経が必要以上に優位になりすぎると、気力体力ともに低下してしまうのです。

レクチャー10では、副交感神経が優位になるとリンパ球が増えて免疫力が上がると説明しましたが、副交感神経が優位になりすぎてリンパ球が増えすぎると、免疫過剰となって、異物に過敏反応するようになり、アレルギーを引き起こしやすくなってしまいます。

「自律神経のバランス」という言葉は耳馴染みがあるかと思いますが、健康な状態では、2つの神経のどちらかが20〜30％ほど優位になる状態をシーソーのように繰り返し、ほどよいバランスを保っています。アクティブな状態に持っていきたいときは交感神経がやや優位、リラックスしたいときには副交感神経がやや優位というように、絶妙なバランスを保つのが理想的です。

そのためには、**自律神経が活動モードにある日中に活発に動き、リラックスモードになる夕方から夜はきちんと休むという、メリハリのある規則正しい生活が大切**です。

▶拮抗する交感神経と副交感神経の働き

交感神経		副交感神経
速い	心拍	ゆっくり
上昇	血圧	下降
収縮	血管	拡張
顆粒球が増加	白血球	リンパ球が増加
拡大	瞳孔《どうこう》	収縮
緊張	筋肉	弛緩《しかん》
抑制	消化	促進
促進	発汗	抑制
拡張	膀胱《ぼうこう》	収縮
収縮	子宮	弛緩

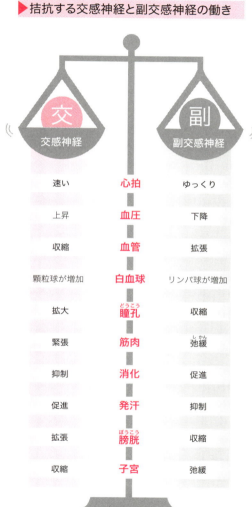

Lecture

11 交感神経を鎮《しず》めるハッピーホルモン

細胞呼吸に関わる主なホルモン

セロトニン
脳内で働くとストレス耐性を高め、幸福感を生み出す。メラトニンの材料に。

メラトニン
眠りを誘い免疫力を高め、成長ホルモンの分泌を促す。強い抗酸化作用で活性酸素を無害化。精神安定作用も。

DHEA
エストロゲンなど50種以上のホルモンのもとになるアンチエイジングの親玉ホルモン。コルチゾールが出すぎると大量消費される。

インスリン
血糖値を下げる唯一のホルモン。血中に高濃度で保たれると、全身の老化を招く。

コルチゾール
ストレスがかかったとき、血圧や血糖値を上げて対抗。ストレスが過剰になり大量に分泌されると、DHEAを抑制し、老化が進行。

ノルアドレナリン
意欲、注意力、判断力、集中力をアップし、発奮させる。過剰に出ると、緊張や不安が高まりすぎて脳がフリーズ。

成長ホルモン
筋肉や骨、皮膚などの発育を促進。細胞を修復し、代謝を活性化、免疫力を強化する。

▶もうひとつの制御機構「ホルモン」とは？

ホルモンは自律神経と並ぶ体の二大制御機構のひとつ。全身を巡り、内部環境を一定に保つサポートをしている。100種以上もあり、単体で働くのではなくホルモン同士が影響を与え合い、複合的に機能している。**瞬時に変わりやすい自律神経とは対照的に、ホルモンはなだらかに作用**する。自律神経とホルモンは連動しているので、細胞呼吸の働きをよくして内部環境を整えるには、両方からのアプローチが不可欠になる。

交感神経が優位に傾きやすい現代人は、交感神経と連動して働く脳内ホルモン（神経伝達物質）ノルアドレナリンも過剰になりがち。適度であれば脳を覚醒させてやる気が出ますが、**ホルモンはゆっくり作用するので、過剰分泌されるといつまでも興奮が解けず、不安や恐れがつのります**。がんばりが空回《からまわ》りし、過呼吸やパニックに陥る人も少なくありません。ストレスが慢性化すると、ストレスホルモンのコルチゾールも大量に分泌され、さらに交感神経が優位になり、高血圧や高血糖、記憶を司る脳の海馬の萎縮など体に負の作用が及びます。

そんなノルアドレナリンやコルチゾールの暴走を食い止めてくれる救世主が、ハッピーホルモンとも呼ばれるセロトニンです。脳内のセロトニン神経で作られるセロトニンが活発に働くと、交感神経をなだめて自律神経のアンバランスを調整。思考や創造性の中枢である**脳の前頭前野の働きもよくなり、精神が安定し、ストレスを上手く受け流せるように**なります。そのため、うつ病治療ではセロトニンの濃度を維持する薬が使われます。

セロトニン神経は、呼吸のリズムにのって電気信号を出し、セロトニンを放出します。浅くて速い乱れた呼吸では、セロトニンの分泌が鈍り、精神的ダメージを受けやすくなってしまいますが、呼吸法やウォーキングなどのリズム運動によって、**自分でセロトニンを増やす**ことができます。

Lecture 12

自律神経力は「トータルパワー」が決め手

▶自律神経のトータルパワーは４タイプ

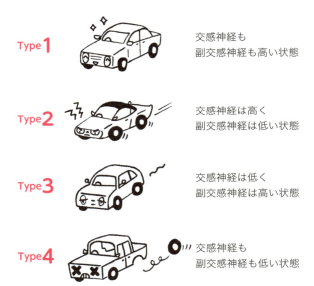

Type1
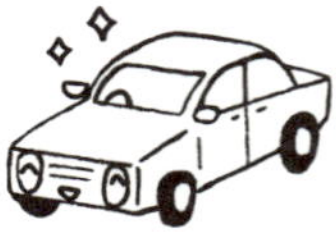
交感神経も
副交感神経も高い状態

Type2
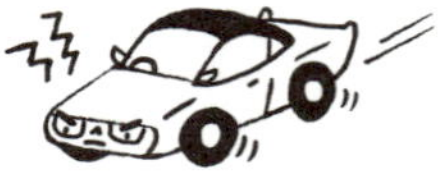
交感神経は高く
副交感神経は低い状態

Type3
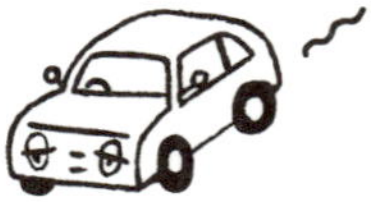
交感神経は低く
副交感神経は高い状態

Type4
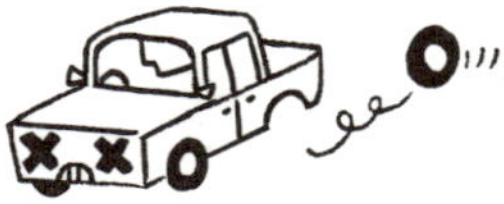
交感神経も
副交感神経も低い状態

▶トータルパワーは30～40代で急降下

自律神経を車にたとえると、**交感神経はアクセル、副交感神経はブレーキの役目**を担う。1の状態はアクセルもブレーキもしっかり利く整備された車。2の状態はスピードは出るもののブレーキがいまいちのいつ壊れてもおかしくない車。3の状態はブレーキは利くもののアクセルを踏み込んでもスピードが出ない馬力の低い車。4の状態はどちらの利きも悪いポンコツ車。トータルパワーが高いのは当然1で、忙しい現代人に多いのは2の状態。2と3はアンバランスながらどうにか均衡を保っている状態だが、放っておくと4に移行し、神経がすり切れ、日常生活にも支障をきたすことに……。

自律神経のバランスはもちろん大切ですが、実はそれだけでは自律神経のコンディションは判断できません。総合力「トータルパワー」が落ちていると、自律神経の働きが非常に悪くなってしまうのです。**トータルパワーが高い状態は、交感神経と副交感神経のいずれも高く安定した状態**です。内部環境も整っていて、疲れにくく回復しやすいので、モチベーションを高く保つことができて、集中力が高まります。

しかし、自律神経のトータルパワーは10代をピークに、年を重ねるごとにゆるやかに下降します。そして、男性は30代、女性は40代でガクンと急降下。以後10年単位で約15％ずつ下落してしまうのです。ただし、年齢の影響を大きく受けるのは副交感神経のみ。交感神経は年を重ねてもある程度パワーが保たれますが、副交感神経は衰えやすいのです。そのため本来、副交感神経が働く夜の時間帯を、交感神経がどんどん浸食していき、若い頃はすぐに眠れたのに、年を重ねていくにつれ、寝つきが悪くなったりします。

加齢に加えて、悪い呼吸や不規則な生活、ストレスが重なると、交感神経と副交感神経のアンバランスはどんどん広がっていくばかり。放っておくと、交感神経、副交感神経ともに低い状態に落ち込みます。こうなると、いつもだるくて、何もする気が起きません。

慢性疲労症候群やうつ病と診断されるのは、このように自律神経のトータルパワーが落ちきった状態。細胞レベルでの劣化が進み、エネルギーが枯渇しているのです。

Q 自律神経の状態はどうしたらわかるの？

A 自律神経は心拍のゆらぎでわかります

自律神経の状態は、心拍のリズムに反映されます。心拍の間隔は一見一定に見えますが、副交感神経が優位だとゆらぎが大きくなり、交感神経が優位だとゆらぎが小さくなります。私はこのゆらぎを解析して、数値化する方法を開発。そのアルゴリズムを使って、2015年には、自律神経の状態を24時間測定でき、リアルタイムでストレス度を把握できるウエアラブルセンサー（身につけられる小さなコンピューター）ができました。

交感神経と副交感神経のバランスのみならず、それまで計測が難しかった自律神経のトータルパワーもリアルタイムで計算が可能になり、医療用として開発した精度の高い「ヘルスパッチ」は、すでにアメリカの医療機関やプロスポーツチームなどで使われています。

また、日本でも独自にセンサーやアプリ開発を行い、個人的にアドバイスを行っているメジャーリーガー、プロ野球選手、卓球やサッカー、ラグビー、水泳などの日本代表選手、青学駅伝チームなど、トップアスリートたちにも使用してもらい、パフォーマンスの向上に役立てています。

自律神経は、心身の状態を瞬時に変えてしまうほどのスピードと威力を持っています。世界で活躍する一流アスリートの場合、遠征試合も多く、場所によっては時差が生じ、体内時計を合わせられず、自律神経のバランスを崩してしまう人も珍しくありません。そうなると睡眠の質が下がり、血流も滞って細胞呼吸の効率が低下して内部環境が悪化し、体の回復が遅れ、どんなに高い実力を持った選手でも、本番で結果を出せないということが起こってきます。

しかし、こうしたトラブルも、**ポイントを押さえた副交感神経を引き上げる術**を心得ていれば、ある程度避けることが可能です。私の研究室では、自律神経測定デバイスや毛細血管、内部環境測定デバイスなどを駆使して、きめ細やかに生活習慣をリサーチすることで、本人も気づいていないクセをあぶり出し、自覚してもらったうえで、改善方法をアドバイスしていきます。

この本の実習でも紹介している呼吸法やマインドフルネスなど、さまざまなメソッドや生活術は、すべてプロアスリートや臨床の現場で実践し、大きな成果を生んでいるものばかりなので、ぜひ試してみてください。一般の人に向けては、「バイタルテラス」という自律神経の状態を可視化できるアプリを開発しており、現在最終調整段階です。

実力テスト

あなたの自律神経の状態は？

ストレス度チェックリスト

ストレスは気がつかないうちに蓄積していきます。
チェックが多いほど**ストレスへの耐性が落ちている**証拠。自律神経が乱れ、トータルパワーが低下し、脳が疲れていることを自覚して。

① 早口で、ゆっくりしゃべるのが苦手
② 暇さえあればスマホをいじっている
③ 休みの日もつい仕事のことを考える
④ キリのいいところまでやらないと気がすまない
⑤ なんでも白黒ハッキリさせたい
⑥ 異なった意見を聞くとイラつく
⑦ 人の意見に流されやすい
⑧ 人をうらやましく思うことが多い
⑨ 環境や生活習慣がガラリと変わった
⑩ 先のことを考えると不安でたまらない
⑪ 気分の浮き沈みが激しい
⑫ よく眠れていない
⑬ 物忘れがひどく、ミスが続いている
⑭ 同じことをぐるぐる考えてしまう
⑮ 食欲がない or 過食に走る

解説▶悪いことだけでなくいいこともストレスに

❶	呼吸が浅い人は早口で交感神経が高い。
❷	デジタル依存は交感神経過多に。
❸～❽	完璧主義も人の目が気になるのも、自己防衛本能ゆえ。ひとつの価値観にとらわれると自分を追い込む。
❾	結婚、妊娠、昇進など、幸福なはずのライフイベントも疲労のもとに。
❿～⓯	該当する人はストレスが強く、自律神経のトータルパワーが落ちている可能性大。しばらく休養をとり、無理せず過ごして。

課題 マメに副交感神経のスイッチを入れる

自律神経を高いレベルで働かせるには、交感神経と副交感神経のどちらか一方に大きく偏ることなく、ある程度均等なバランスを保つことが重要。ただ、不調を訴える人に多いのは、**交感神経が上がりすぎて、副交感神経が働きづらくなっているケースが圧倒的**です。

3時限目の実技では副交感神経を引き上げることにフォーカス。中心となるのは呼吸法です。**呼吸は自律神経に自分の意志で介入できる唯一の手段**。自律神経は瞬時に変化して体を制御するので、ポイントを押さえた呼吸法を身につければ、ストレスフルな場面でも、副交感神経のスイッチを入れることができ、ハッピーホルモンの恩恵も得られやすくなります。さらに、体内時計を整えるコツやストレスケアも実習し、自律神経を底上げします。

副交感神経が高まって、交感神経とのバランスが整ってくれれば、自ずと自律神経のトータルパワーも上がってきます。細胞も息を吹き返し、エネルギーをどんどん作り出してくれるでしょう。普段から、副交感神経を引き上げることを意識的に行う習慣をつけておけば、いざというときに体を制御し、本来持っている力を十分に発揮しやすくなります。

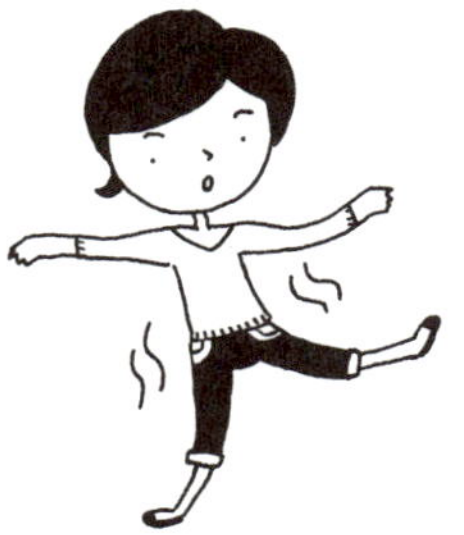

実習1 緊張をほぐす「4・4・8呼吸法」

ストレスを受けたときは、脳の視床下部が反応し、交感神経が高まり、心拍数や血圧が上がっています。深い呼吸を意識するだけでも、自律神経のバランスは整いやすくなりますが、より明確な効果を狙うなら、4・4・8呼吸法がおすすめです。

2時限目でマスターした基本の4・8呼吸をさらに発展させた呼吸法で、途中で4秒**息を止めることで、浅い呼吸で大量放出された血中二酸化炭素を正常に**戻します。ポイントはおなかを絞るようなイメージでゆっくりと息を吐いていくこと。これによって、横隔膜がしっかりと引き上げられ、横隔膜の自律神経のセンサーが敏感に反応し、副交感神経がスムーズに上がり、**ハッピーホルモンのセロトニンも分泌**されます。

こうした術を知っておけば、ストレスへの耐性がつき、緊張する場面でも呼吸を乱さず、リラックスして平常心で対処できるようになります。青山学院大学陸上競技部の原晋《はらすすむ》監督も、テレビ出演する直前に実践して、緊張をほぐしているそうですよ。

▶How to 4・4・8呼吸法

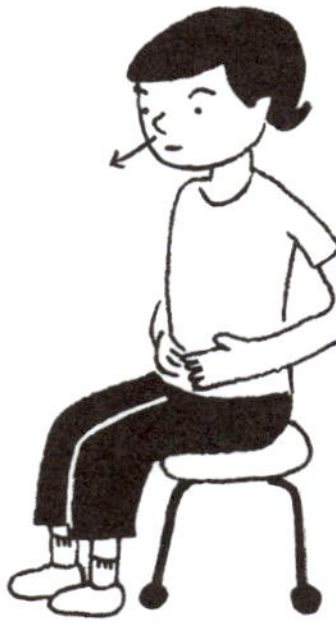

1 ラクな姿勢で椅子に座り、おなかの動きに意識を向けやすいように、へその上に軽く手を置く。
準備として、腹式呼吸を2～３回繰り返し、鼻から息を吐ききる。

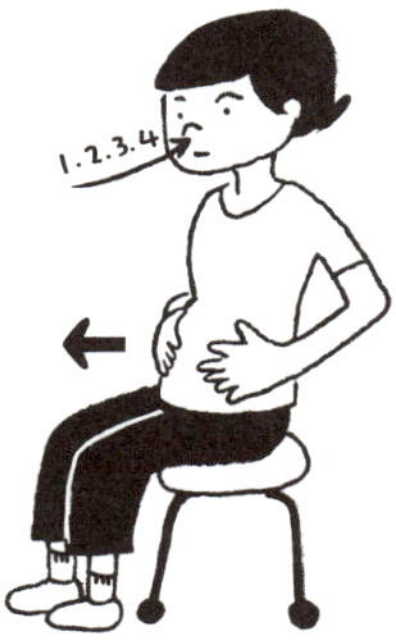

2 4秒かけて鼻から息を吸う。

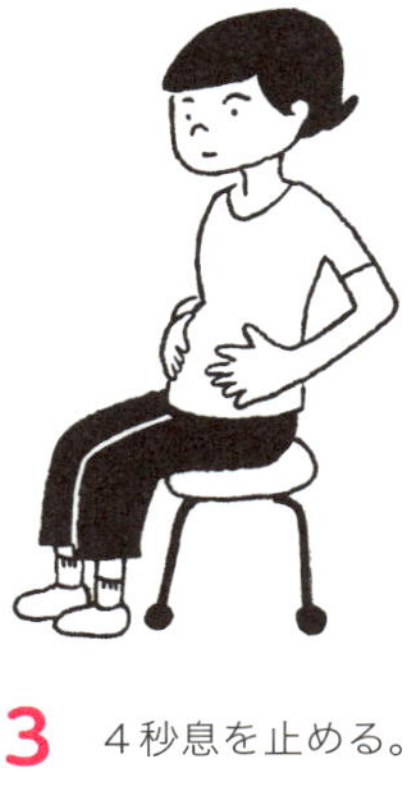

3 ４秒息を止める。

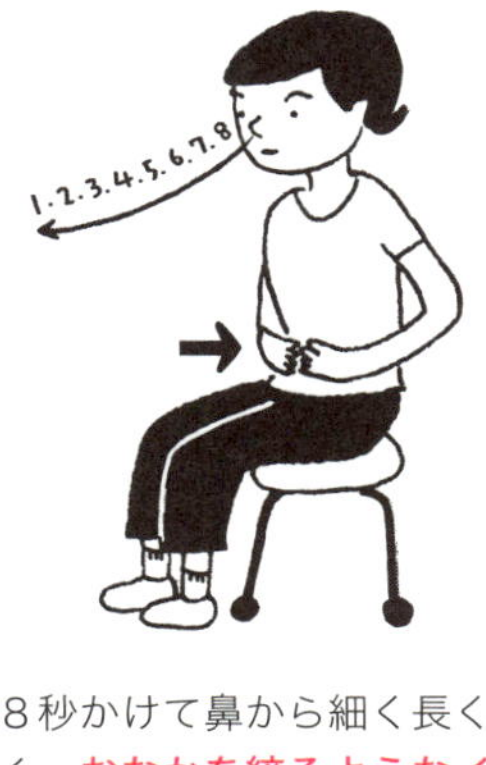

4 ８秒かけて鼻から細く長く息を吐く。**おなかを絞るようなイメージ**で。2～4を4回繰り返す。

実習2 90分サイクルで「ひと呼吸休憩」

集中力が切れるのは、脳が疲れて、自律神経の中枢が機能低下するためです。仕事や趣味に没頭しているとき、脳は酷使され交感神経が上がりっぱなしで、活性酸素も大量発生します。交感神経が上がりきった状態が長く続けば、夜になっても神経が高ぶって、なかなか副交感神経のスイッチが入らず、寝つきが悪くなり、翌日の活動にも支障が出ます。

交感神経の興奮を夜まで引きずらないためにも、忙しいときほど日中に呼吸休憩を入れましょう。脳の活動には個人差はあるものの、約90分単位で脳波が推移するので、**集中力が持続できるのは最大90分程度**。私の研究室で実験したところ、周りの雑音も気にならないほどの高い集中力は、45分程度しか持続しませんでした。究極の集中力が発揮されるゾーン状態なら15分程度です。脳は飽きっぽく、疲れやすいのです。

そこでおすすめなのが、90分を一単位として呼吸休憩を入れること。90分の間にも15分ごとに「ひと呼吸休憩」を入れると、**集中力だけでなく、記憶力がアップ**します。15分ごとに「基本の4・8呼吸法（78ページ）」を1分間に5回行い、90分がきたら5〜15分の小休憩をとって「4・4・8呼吸法」を行うといいでしょう。私も実践しています。

実習3 とにかくよくかむ

セロトニンはリズム運動によってたくさん出ます。普段の生活の中で行えるリズム運動といえば、呼吸以外に咀嚼《そしゃく》があります。食事のときは**ひとくち30回を目安に**よくかんでゆっくり食べましょう。胃もたれの予防にもなりますし、30回以上かむと、唾液腺からSOD（24ページ）という抗酸化力を高める酵素が出て、胃腸に対する負担を減らしてくれるのです。

よくかめば早食いも解消されます。食べ始めて20〜30分後には、満腹を伝えるホルモン「レプチン」が全身の脂肪細胞から分泌されるので、腹八分で満足でき、過食も防げます。腹八分が習慣づけば、細胞の寿命をのばし、免疫細胞を正常化する酵素を作り出す**「長寿遺伝子」もオンに**なります（146ページ）。

また、セロトニンは睡眠ホルモンともいわれるメラトニンの原料でもあるので、日中に十分に分泌させておくと、夜の寝つきもよくなります。

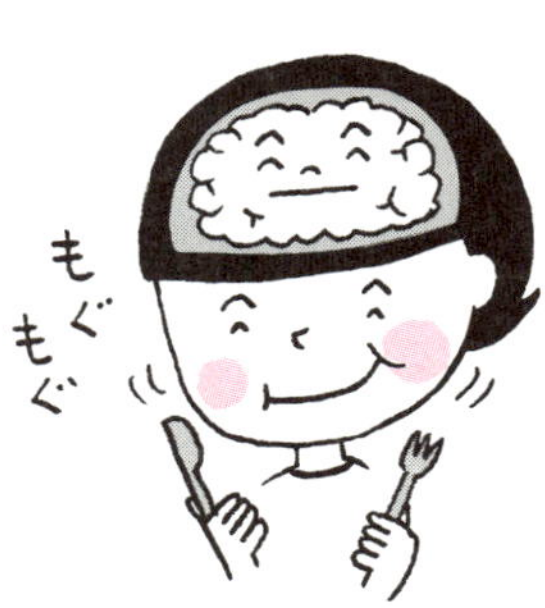

実習4 ダメージを素早く回復！「5・5・5呼吸法」

どんなシビアな状況下でも心身をコントロールするための呼吸法。副交感神経をアップさせることにより、緊張を保ちつつ、上がりすぎた交感神経を適度に整えるのが主眼です。

アメリカの軍隊や警察の特殊部隊等で取り入れられている「tactical breathing（戦術的呼吸）」をアレンジしたもので、**ノルアドレナリンの暴走を防ぎ、不安や興奮、恐怖をその場で抑える**効果があります。ほどよい緊張感を保ちながら積極的に打って出たいときにおすすめです。覚えやすいので、パニックになりそうなほどの危機的状況でも実践しやすく、平常心を取り戻すのに大いに役立ちます。実際、２０１９年の箱根駅伝往路で青学チームが大きく劣勢となったあとも、緊張を和らげるために復路の前にこの呼吸法にトライしてもらい、結果、復路は優勝し、全区間でも2位にまで巻き返すことができました。

呼気、吸気と同じ時間だけ息を止めることで、血中二酸化炭素の過度な低下を防ぎ、**慢性的なストレスで呼吸が浅くなっている人の呼吸トレーニングとしても最適**です。緊張しすぎて過呼吸になっていても、短時間で脈拍や血圧を下げ、素早くクールダウンさせることができます。深い呼吸が習慣づけば、自律神経のバランスだけでなく、トータルパワーもアップして、マイナス思考からも脱却できます。

▶How to 5・5・5呼吸法

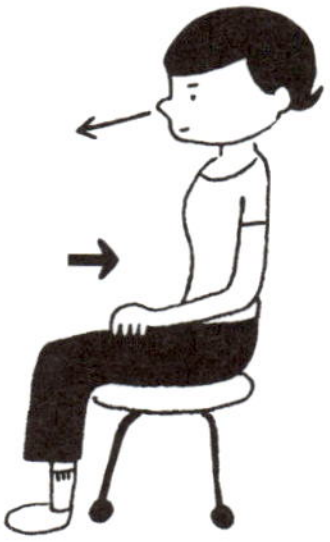

1 椅子でもあぐらでも自分がラクな姿勢で座り、ゆっくりと息を鼻から吐ききり、おなかをへこませる。

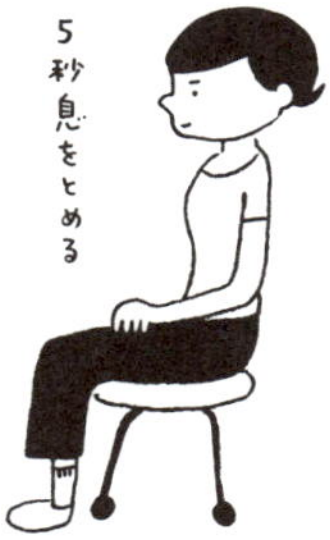

2 5秒間息を止める。

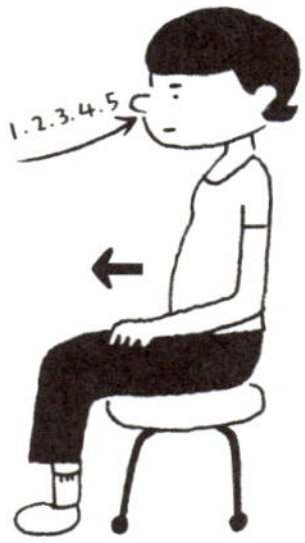

3 おなかをふくらませながら5秒で鼻から息を吸う。

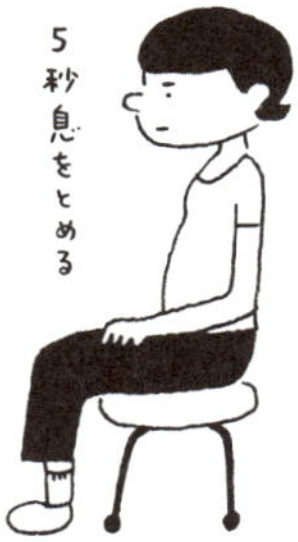

4 5秒間息を止める。

5 おなかをへこませながら5秒でゆっくりと鼻から息を吐く。2〜5を5回繰り返す。

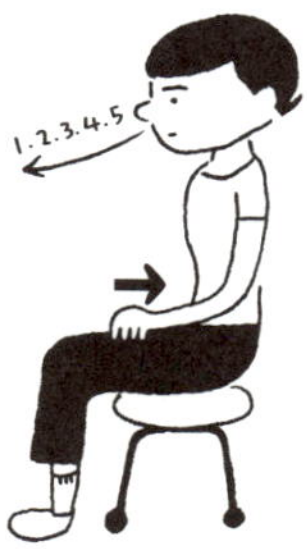

実習5 歩く瞑想《めいそう》「マインドフル・ウォーキング」

マインドフルネスは**「今、ここ」に集中する瞑想法**の一種。アメリカではグーグルなど一流企業の研修や、うつ病やがん患者のメンタルケアにも取り入れられています。ハーバード大学の研究では、記憶を司る海馬が活性化したり、脳の興奮を抑えられたりと、さまざまな効果が実証済み。私が開発した自律神経の状態を測るセンサー（100ページ）でマインドフルネス前後の自律神経の状態を測定したところ、マインドフルネス後に、副交感神経が明らかに優位になることもわかりました。

ストレスをためやすい人は頭で考えすぎるので、体を動かしながら行う瞑想法が向いています。そこでおすすめしたいのがマインドフル・ウォーキング。運動不足を解消しつつ、セロトニンも増やせます。場所を移動しているときは、脳の海馬が現在位置を検索しようと活発に働き、**5分以上行うとθ《シータ》波が出て深いリラックス状態になり、記憶力も高まります**。とくに初めての場所に行くと、海馬が記憶しようとがんばってθ波がたくさん出るので、普段歩かない道や行ったことのない場所で行うのもおすすめです。

瞑想中、何度も注意がそれるでしょうが、まったく問題ありません。雑念が浮かんだら、「あ、雑念が浮かんだな」とさらっと認識して、再び足裏に意識をそっと戻します。

慣れてきたら、周囲の自然や自分の呼吸を観察してみてください。一歩一歩味わうことで、「今、ここ」に意識が向いて、心が落ち着いてきます。

▶How to マインドフル・ウォーキング

1 歩き始める前に、手と腕をリラックスした状態にして、何度か鼻で深呼吸。その際、地面に立った自分の足の裏の感覚に意識をフォーカス。力を抜き、自然呼吸を数回行う。

2 足の裏から伝わる地面の感触に注意を向けながら、ゆっくりと歩き始める。

3 **足の裏の感覚に穏やかに注意を向ける**。後ろ足が地面から離れるとき、前足のかかとが着地するとき、重心が前に移動するとき、重心が移動して反対側の足が変わるとき、どんな感覚になるのかよく味わって。「左足、右足、左足、右足…」と足の動きを感じて、頭の中で確認しながら行ってもOK。

4 雑念が浮かんだら、心を落ち着けて穏やかに「戻ります」と心の中で確認し、足の裏にそっと意識を戻す。**現状を評価しない**ことが大切で、たとえば「重心が傾いてるな」と思ってもそれにとらわれないで。

5 慣れてきたら足の裏だけでなく、背中、脚、腕、肩、胸、首が1歩ごとにどう動いているかにも、意識を向ける。

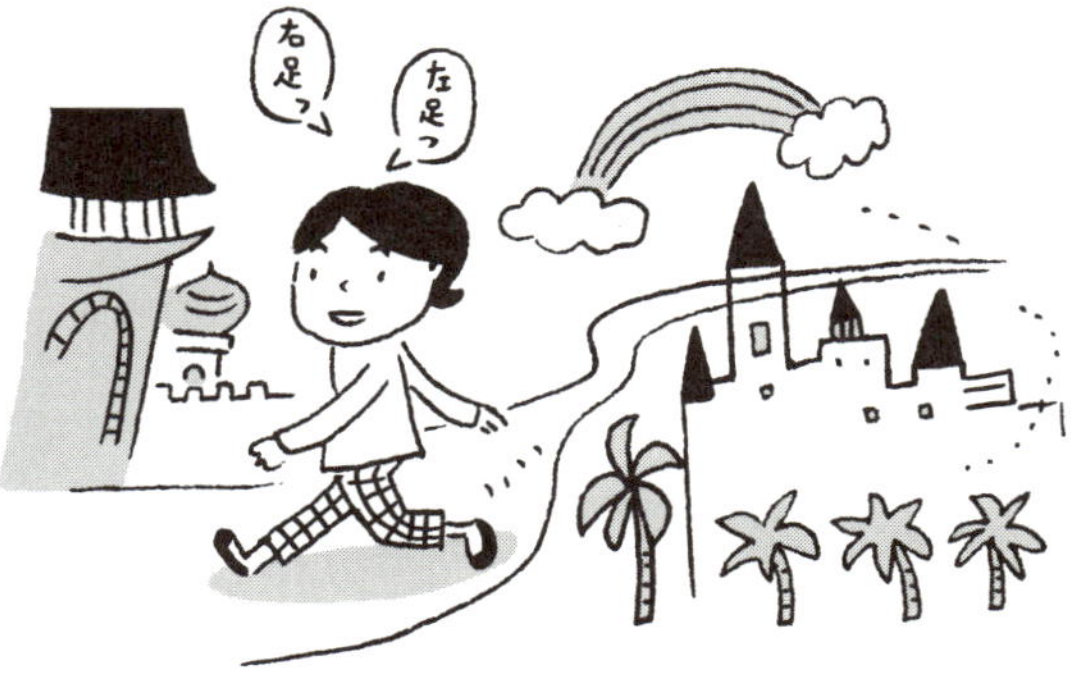

実習 6

夕方に笑う

ストレスで交感神経が興奮しているときは、全身の筋肉も硬直し、表情も硬くなります。そんなとき、口角を上げて笑顔を作るだけでも筋肉がゆるみ、副交感神経のスイッチが入りやすくなります。

いつもニコニコ微笑みを絶やさない歌手の星野源さんは、子どもの頃はすごく内気で笑うことが苦手だったそうです。それで、お笑い番組を見ながら膝を叩《たた》いて笑う練習をしたり、おもしろいと思ったらハハハと声に出して笑ったりしていたら、自然に笑えるようになったとか。

嘘の笑顔でもいいからやってみると、そこから本当の笑顔につながる、という星野さんのアドバイスは科学的にも立証済み。**作り笑いをしただけでも、ハッピーホルモンのセロトニンが分泌**され、ブルーな気分が晴れて、なんだか楽しくなってきます。

心から笑うとセロトニンに加えて、報酬系ホルモンのドーパミンも分泌され、多幸感が得られます。大笑いしそうだと予感するだけでも、快楽ホルモンのエンドルフィンの分泌が高まるという報告もあります。

私が開発した自律神経測定センサーで行った実験でも、笑うことで、交感神経が優位な場合は副交感神経が上がり、副交感神経が優位な場合は交感神経が上がるという結果が得られています。現在、吉本興業と連携して、笑いの効用とメカニズムについての研究を進めているのですが、**毎日継続して同じ時間にお笑い番組を見ると、自律神経のトータルパワーが上がる**ことも確認できました。交感神経から副交感神経に切り替わるタイミングも大切で、夕方にお笑いを見ると、切り替えがスムーズにできます。

また、笑うと胸郭がたくさん動き、胸郭のストレッチにもなります。**繰り返し笑えば、横隔膜の動きがどんどんなめらかに**なり、呼吸がより深くなります。

ほかにも、笑うことで免疫物質が多くなったり、食後の血糖値が抑制されたり、がん細胞を攻撃するナチュラルキラー細胞の働きがよくなったりといった報告があり、まさに「笑う門《かど》には福来る」ですね。毎日笑ってお過ごしください。

実習7 音楽で内部環境を整える

1993年、カリフォルニア大学の心理学者が、モーツァルトの音楽を聴かせると知能検査で成績が上がるという研究成果を科学雑誌『ネイチャー』に発表。その後、ハーバード大学などの研究でモーツァルトのみならず、好きな音楽を聴くと同じような効果があることがわかってきました。これらの効果は、ひとつには脳内のドーパミン分泌が増えて幸福感が増すことによると考えられますが賛否両論があり、さらなる研究が必要です。

ただ、音楽は年齢、性別、人種などに関係なく、生理的、心理的、認知的な状態に影響を及ぼす力を持っています。実際にさまざまな音楽療法が世界中で行われ、成果を上げています。私の研究室でも、音楽を聴くことを介して自律神経に働きかける方法の研究と開発を行っています。喜びや怒り、不安などの情動は、外からの刺激や情報によって生じますが、これらはまさに自律神経とホルモンの中枢である脳の視床下部で処理されます。

そこに着目した最新の方法は、**音楽のメロディーラインとリズムと呼吸法を組み合わせて、自律神経とホルモンをコントロールするメソッド**です。前述の自律神経測定器や脳波計でもとてもよい効果が確認されており、継続すると毛細血管の血流が改善し、内部環境が整うこともわかってきています。このメソッドを反映した音楽は近々公開する予定です。

大きな声で歌うこともおすすめです。発声のときの吐く息の強さをコントロールする筋肉は主に腹筋であり、その呼吸法はまさに腹式呼吸です。ですから、おなかの底から声を出すと自然に深い呼吸になり、呼吸器が鍛えられ肺活量が増すのです。カラオケなどで、気の合う仲間と一緒に大笑いしながら盛り上がると、横隔膜がより大きく上下して大量の息が出し入れされ、呼吸機能が高まります。ストレス発散にもなり、自律神経のバランスが整い、肺の毛細血管の働きもよくなります。

また、声を出すときと、ものを飲み込むとき（嚥下《えんげ》）は、ほぼ同じ筋肉を使うので、しっかり発声することで、嚥下機能の鍵を握る、のどの筋肉も鍛えられます。

のどに手を当てて歌うとのど仏が盛んに上下するのがわかりますが、この、**のど仏を上下させる喉頭挙《こうとうきょ》上《じょう》筋《きん》群《ぐん》こそ、ものを飲み込むときに使われる筋肉で、高いキーで歌うとより効率的に使われる**ので、ぜひ高音にチャレンジしてみてください。歌ったあとは、鼻呼吸を意識することもお忘れなく。

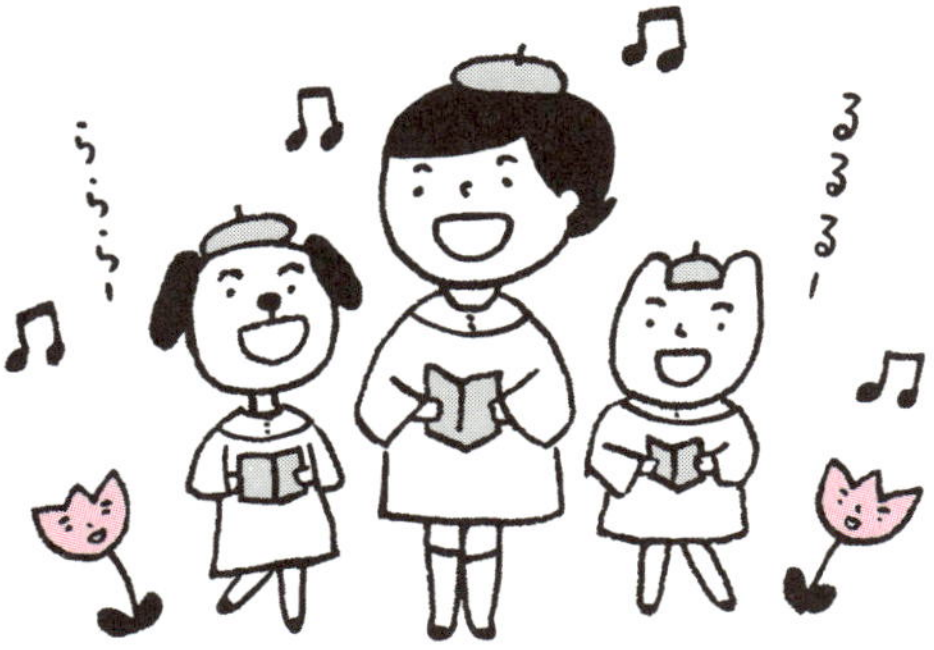

補講

疲労も老化も「視床下部」から始まる⁉

脳の視床下部には、自律神経とホルモンの中枢があります。自律神経とホルモンは、自分の意志で制御できない内臓や血管、内分泌腺などを自動的に働かせ、体の均衡を保つホメオスタシス（恒常性）を維持しています。

生体のコントロールタワーである視床下部は、脳の中でも一番酸素を消費する場所であり、それゆえ最も酸化しやすい場所。過度なストレスを受けると、視床下部のミトコンドリアが多くの酸素を取り込み、同時に活性酸素を大量発生させます（24ページ）。

活性酸素はまわりの細胞やミトコンドリア自身もサビつかせますが、この「サビ＝酸化」が疲労の正体。サビによる自律神経やホルモン分泌の機能低下が招く**さまざまな不定愁訴は、視床下部のSOS**です。生体アラームを発して、休息を求めているのです。

近年、筋肉疲労も含め、すべての疲労は視床下部に起因することがわかってきています。産官学連携のプロジェクトで行われた調査では、有酸素運動を4時間行ったとき、筋肉にはほぼダメージがなかったのに対し、視床下部では機能低下がみられました。

視床下部が全身老化の一因になっているという説もあります。２０１７年に科学雑誌『ネイチャー』に発表された中齢のマウスを使った実験で、健康な視床下部幹細胞を失う

自律神経とホルモンを仕切る脳の司令官「視床下部」

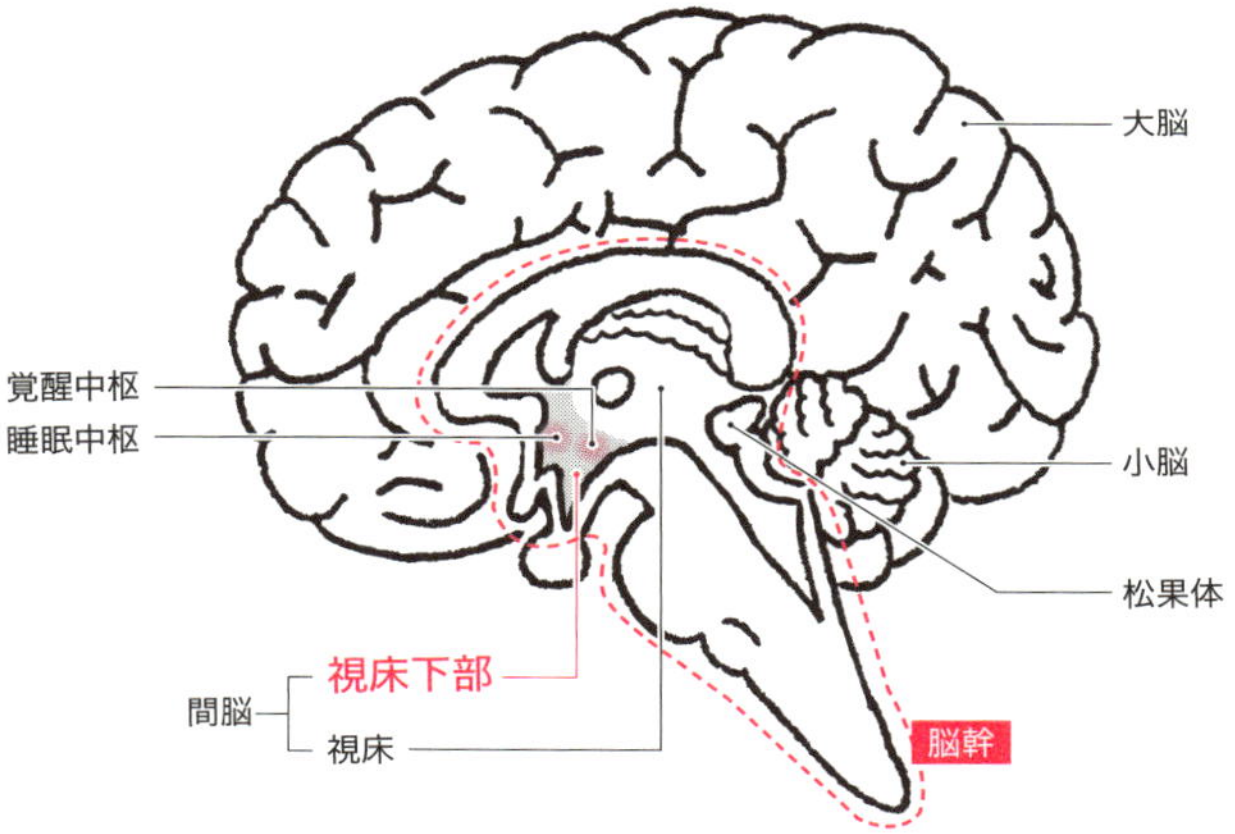

視床下部は大脳と脊髄をつなぐ「脳幹」にある。アーモンド粒大のごく小さな器官だが、**人体の恒常性を保ち、生命維持の中枢を担っている**。睡眠と覚醒の中枢もあり、睡眠中枢から覚醒中枢の働きを抑える信号が出ることで眠くなり、覚醒中枢から睡眠中枢の働きを抑える信号が出ることで目が覚める。

と老化が加速して早死にし、逆に健康な視床下部幹細胞を移植すると老化が遅くなり寿命がのびたのです。

これがそのままヒトにも当てはまるかどうかは、さらなる研究が必要です。しかし、自律神経とホルモンという二大制御機構を司り、体が本来持っている機能を最善に保つ中枢である**視床下部が、老化速度の鍵を握っている**ことは、まず間違いありません。

補習

「早起き早寝」で視床下部を整え、疲れない脳に！

視床下部には覚醒と睡眠の中枢があり、両者は拮抗して働くシーソーのような関係です。この切り替えがスムーズになると、視床下部の働きがよくなります。そのためには、ヒトが本来持っている生体リズムを、できる限り崩さない生活を送るのが一番。生体リズムにはいくつか種類がありますが、とくに24時間周期で働く**「サーカディアンリズム」に即した生活を送る**ことが理想的です。

サーカディアンリズムを調整しているのは、各細胞に備わっている**時計遺伝子**ですが、1日に11分ほどの微妙なズレが生じます。このズレを修正する標準時計の役割を担うのが、視床下部のすぐそばにある視交叉《しこうさ》上核《じょうかく》です。目から入った朝の光が視交叉上核から脳幹の松果体へと伝わると、眠りを誘い成長ホルモンの分泌を促すメラトニンの分泌が抑制され、体内時計がリセットされます。これに続いて脳の神経細胞が元気になり、活動モードに入ります。同時に、メラトニンが15～16時間後に分泌されるようにセットされます。

起床時間が遅くなるとメラトニンの分泌も乱れ、昼夜逆転していきます。**夜型の人は、多少睡眠不足になってもとにかく早起きを。**朝6～7時に起きてすぐ朝の光を浴びれば、21～22時頃にはメラトニンの分泌が始まり、眠くなってきます。そのまま23～24時に眠りにつけば、成長ホルモンの分泌のピークとも重なり合い、相乗効果で質の高い深い眠りが得られます。自分の意志で眠るのは難しいけれど、起きることは可能です。早起きを続けていれば、自然と早寝になりますよ。

▶二大アンチエイジングホルモンを同時にGet!

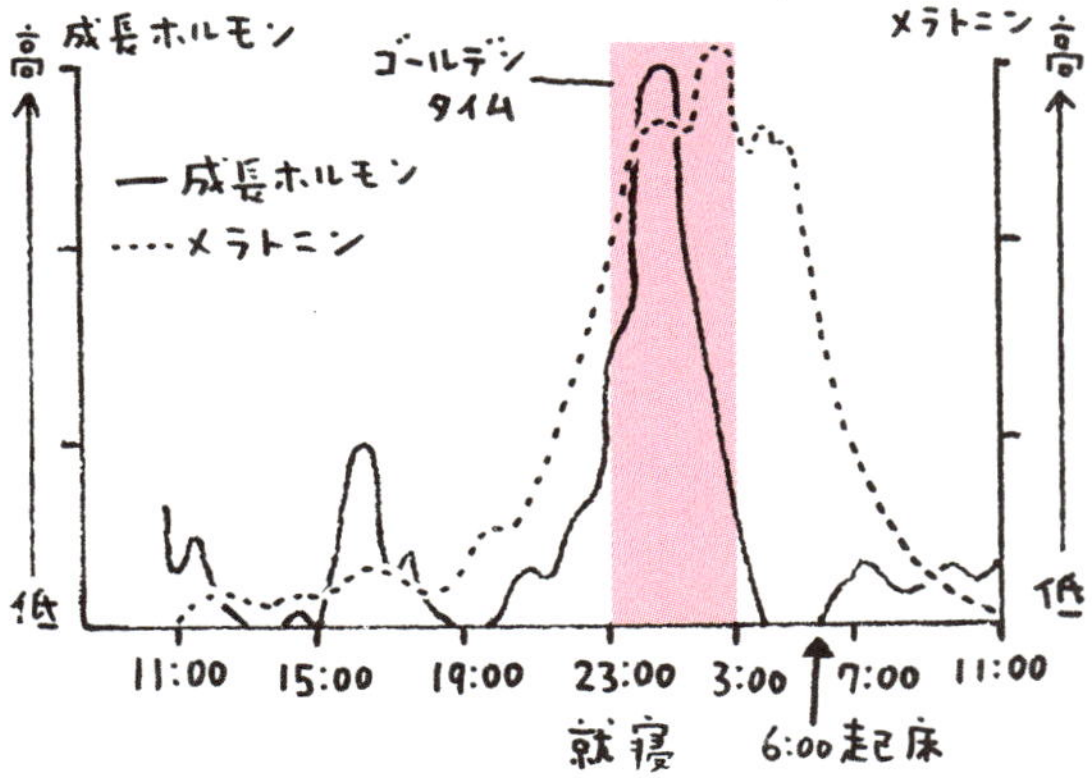

朝6〜7時に起きてその日のうちに眠れば、午前1時頃メラトニンと成長ホルモンのピークが重なり合う。この時間帯こそが二大アンチエイジングホルモンを同時に得られるゴールデンタイム!

ぼーっとしている時間が脳を疲れさせる!?

「一日中ぼーっとしていても疲れがとれない」という人は多いですが、実は、そのぼーっとしている時間こそが、疲労の根源かもしれないということが、最近の研究でわかってきました。ヒトは安静にしているときも、体を維持するためにエネルギーを消費します。これが基礎代謝です。実は、同様のことが脳でも起きていたのです。

脳内では大規模で複雑なネットワークが、いくつも関わり合って成立しています。そのネットワークの中に、「話をする」「走る」などの意識的な活動をしていないときでも活動している、いくつかの「安静時ネットワーク」の存在が明らかになってきました。中でも注目を集めているのは、自己の認識やとらわれに関わる前頭前野《ぜんとうぜんや》や後部帯状回《たいじょうかい》などから構成される「デフォルト・モード・ネットワーク（DMN）」です。

DMNはアイドリングのような状態。意識的に頭を使っていないときでも、いつでもすぐに動けるようにスタンバイしていて、車がアイドリングでガソリンを消費するように、DMN状態でもエネルギーが消費されます。しかも、**DMN時のエネルギー消費量は、活動時の20倍にも上り、脳全体のエネルギー消費量の8割にも及ぶ**というデータも。

何かの活動に意識を集中している場合、脳はそれにのみエネルギーを費やせばいいので

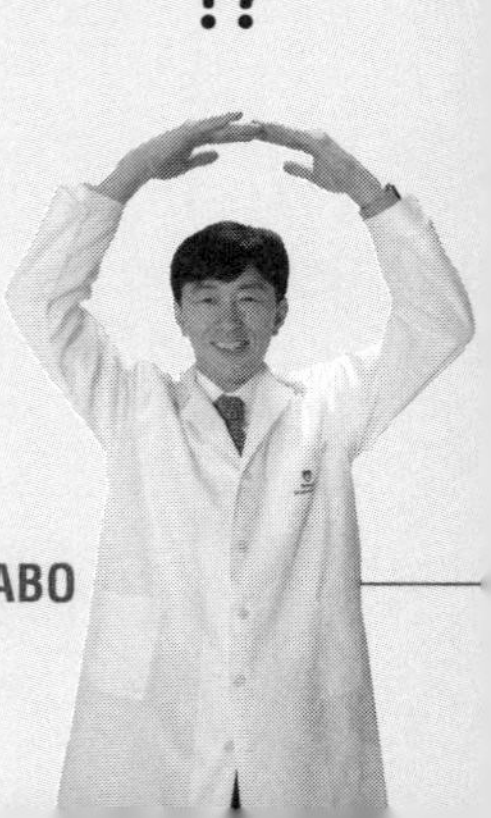

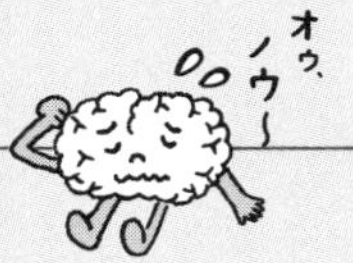

すが、次に何が起きるかわからない待機状態では、脳は複数の作業領域にエネルギーを費やさなければならず、多くのエネルギーが必要になるのだと考えられます。

これまで幾度も説明してきたように、脳はエネルギーを使うと酸化し、その副産物として老廃物を排出します。過剰なDMNを減らすことができれば、脳細胞の酸化が抑えられ、蓄積していた老廃物も減り、脳細胞も元気に息を吹き返すでしょう。

その方法として、科学的に検証が進んでいるのが「マインドフルネス」です。DMN時には、頭の中ではいろいろな雑念が浮かんでは消えを繰り返しています。一方、マインドフルネスでは、雑念は脇に置いて、「今、ここ」に意識を向けていきます。脳のアイドリング中に浮かんでくる雑念を、**マインドフルネスによって受け流すことで、脳を休ませ、五感を研ぎ澄ませた状態に**もっていくのです。実際、マインドフルネスによって、DMN時に活発になる内側前頭前野と後帯状皮質の活動が抑制されることがわかっています。

私は自分のルーツでもある新義真言宗の総本山「根来寺」の修行のひとつ、「阿《あ》字《じ》観《かん》」という座禅瞑想の体験があり、マインドフルネスや呼吸法にはずいぶん前から着目していました。臨床やプロアスリートの始動現場でもいち早く取り入れ、患者さんやアスリートのメンタルケアに大いに役立てています。この本の実習でも取り上げていますので、ぜひチャレンジしてみてください。

4時限目

腸内環境が
細胞呼吸を左右する！

Lecture 13 細胞呼吸の原材料「栄養素」の取り入れ方

▶小腸は栄養吸収の最前線

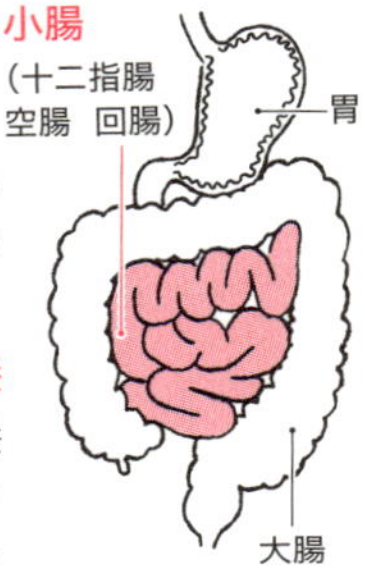

細胞呼吸の原材料となる栄養素は、食べものとして食道から胃に入り、胃液と混ざってドロドロになり小腸の入口である十二指腸へ。胆汁や膵液が加わり消化分解を助ける。**栄養素と水分のほとんどは小腸で吸収**され、栄養素は血液に乗り、肝臓で分解・合成・貯蔵される。その後、必要に応じて血液に送り出され、全身の細胞へ。残った消化物は大腸に送られ、水分やミネラルが吸収され固形化。残りカスは便となって排泄される。

▶小腸絨毛《じゅうもう》の構造

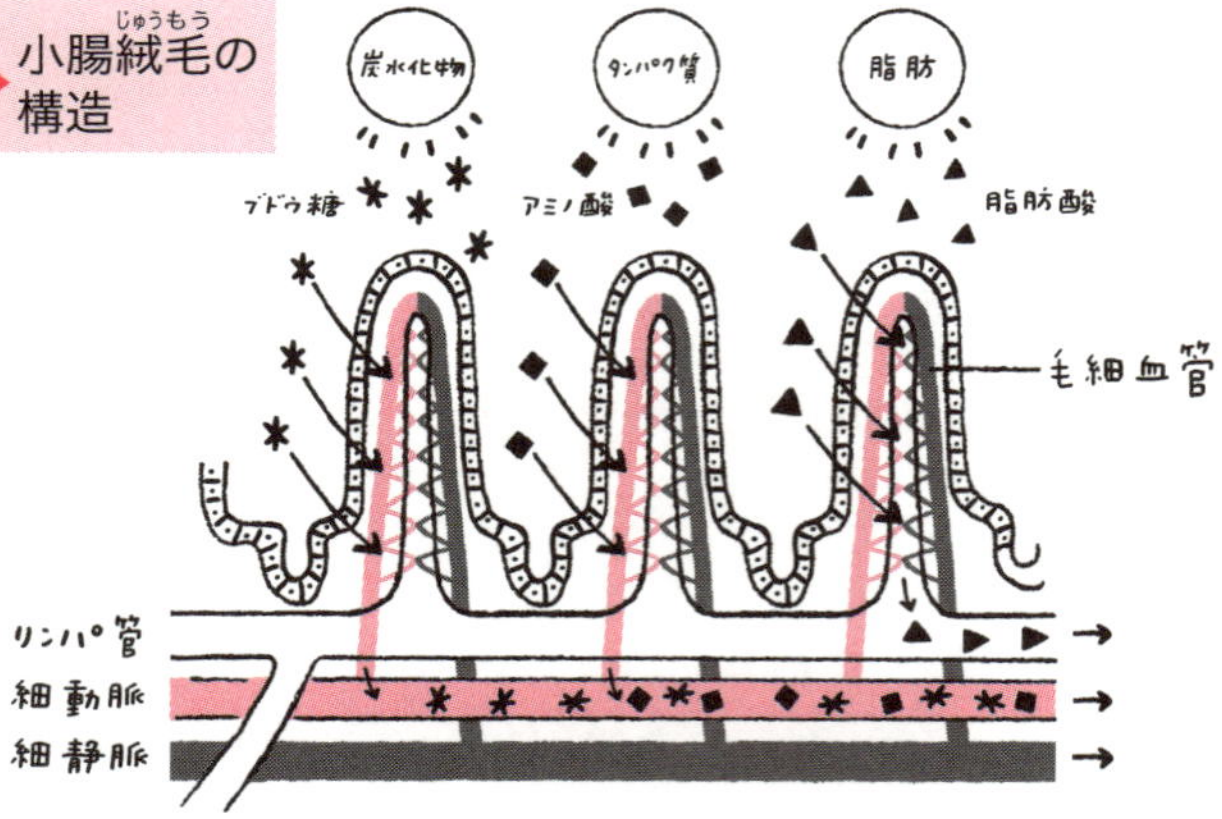

小腸は全長6～7m。内壁には長さ約1mmの微小なヒダ（絨毛）がびっしり。その表面には、栄養素を効率的に吸収できるようにさらに細かい微絨毛が生えていて、広げるとテニスコート1面分の広さに。絨毛の表面についている酵素によって**炭水化物（糖質）はブドウ糖、タンパク質はアミノ酸、脂肪は脂肪酸に細かく分解**され、小腸絨毛の中の毛細血管や毛細リンパ管で吸収される。絨毛には免疫細胞が入り組んでいて、外界からの細菌やウィルスの侵入もブロックする。

栄養素は酸素と並ぶ細胞呼吸の主役です。昨今は栄養成分を気にする人は増えていますが、肝腎なのは実際に食べたものが体にどう取り入れられ、体内でどう使われるかです。

食べものはそのままの形では体に吸収されず、消化管の中を進む過程で分子レベルにまで細かく分解され、体内に取り込まれます。その入口となるのが小腸です。小腸で分解された栄養素は小腸の毛細血管から血流に乗り、肝臓を経て全身の細胞へ。肺呼吸で取り入れた酸素とともに、ミトコンドリア工場で原材料として利用され、体に必要不可欠なエネルギーを生み出します。**このエネルギーを生み出す最重要工程こそが、細胞呼吸**なのです。

酸素や栄養素の必要量は細胞ごとに違いますが、細かくプログラミングされているわけではありません。体としては急に何が起きるかわからないので、酸素や栄養素を常に多めに毛細血管から細胞周辺の内部環境へと届けています。備えあれば憂いなしですが、それは**細胞周辺には老廃物がたまりやすい**ということでもあります。エネルギー源の主となるブドウ糖が過剰になると中性脂肪に変えられ、皮下脂肪や内臓脂肪として蓄積。さらに、余ったブドウ糖がタンパク質と結びついて**「糖化」すると、老化促進物質が作られます**。

血糖値が上昇すると膵臓から血糖値を下げるインスリンが分泌されますが、高血糖の状態が続けばいずれインスリンも枯渇します。すると次第に全身の毛細血管が蝕まれ、当然、小腸絨毛での毛細血管の働きも低下し、細胞呼吸は入口でつまずくことになります。

Q やっぱり糖質はとらないほうがいい？

A 糖のとりすぎは体のコゲを招くが糖質オフも×

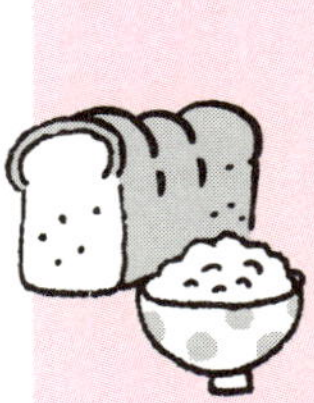

糖質のとりすぎで起きる糖化は、別名「体のコゲ」とも呼ばれます。「体のサビ」と呼ばれる酸化とは別物ですが、無関係ではありません。血糖値が高いときは解糖系工場（20ページ）が優先され、ミトコンドリア工場はあまり稼働しません。肺呼吸で取り込んだ酸素も余ってしまいその一部は活性酸素となり、体に炎症をもたらす酸化ストレスを引き起こします。糖化と酸化はともに内部環境を悪化させ、細胞呼吸に悪影響を及ぼす老化や病気の元凶です。厄介なことに、糖化によってできる老化促進物質「AGEs《エージーイー》（糖化最終生成物）」は、**1度できると細胞にとどまり続け、血管や骨をもろくしたり、内臓機能を低下させたり、肌をくすませハリを喪失させたりと、容赦なく老化を加速**させます。

とはいえ、糖質はヒトが生きていくうえで重要なエネルギー源で、細胞の修復に必要なタンパク質の働きを助けるもの。ダイエット中でも必ずとらなくてはならない栄養素です。糖質が極端に不足すると、体は脂肪を分解して肝臓で脂肪酸からケトン体という物質を作り、ブドウ糖の代わりにエネルギー源として活用します。この働きを利用したのが高脂肪・低炭水化物の糖質制限ダイエット法「ケト（ケトジェニック）ダイエット」です。体重減少効果が認められ、世界中で流行していますが、一方で体には負荷がかかることも事実です。本来、ケトン体は非常用のエネルギー源で、長期間使うことを体は想定していません。それなのにエネルギー源としての脂質の利用が続けば、肝臓は限界を超えて脂肪酸を処理しなくてはなりません。ケトン体が多く合成されると、血液は酸性に傾き、ひどいときは呼吸困難になり昏睡《こんすい》状態に陥ることも。アメリカで実施された25年にわたる追跡調査では、**「超低炭水化物ダイエットは寿命を縮める」**と報告されています。

ある栄養素だけ極端に抜くことも、特定の栄養素をとりすぎるのも、代謝プロセスを混乱させ、結果的に全身の内部環境は不安定になります。夜だけ糖質カットでも脳細胞にはストレスです。**食べすぎず、三大栄養素をバランスよく食べるという基本を押さえたうえで、血糖値を上げにくい「低GI値」食品を意識的にとる**のが賢明です。

炭水化物でも精製されていない食材は低ＧＩ食品です。また野菜や海藻などの食物繊維を最初に食べてから魚や肉のタンパク質をとり、炭水化物を最後に回すと、満腹感も得やすく、血糖値の急上昇を抑えてインスリンの浪費を防げます。食物繊維の豊富な食材には、活性酸素を撃退する抗酸化成分「ファイトケミカル」も豊富で抗酸化効果も期待できます。カラフルな色をしている野菜、果物に多く含まれるので、積極的に取り入れてみましょう。

Lecture 14

免疫の砦《とりで》となる「腸の花畑」

▶細菌の花畑「腸内フローラ」

全長約1.5mの大腸には**500種以上**の腸内細菌が生息。総数は**100兆個**を超え、総量は**1～1.5kg**。善玉菌、悪玉菌、日和《ひより》見菌《みきん》に分類され、悪玉菌が優勢になると腸内で腐敗が起こり、免疫も低下する。細菌たちが互いに競い合い、助け合いながら築く生態系は花畑にたとえられ、「腸内フローラ」と呼ばれる。

腸内細菌の種類	代表的な菌	主な作用	増やす食品
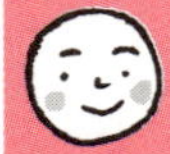 善玉菌	ビフィズス菌 乳酸菌	悪玉菌の侵入や増殖を防ぎ、腸の運動を促し、消化吸収を助ける。ビタミンやホルモンを合成し、抵抗力をつける。	野菜・海藻・きのこなど食物繊維の多い食品、味噌・酢・納豆・ヨーグルトなど発酵食品、たまねぎ・ごぼう・はちみつなどオリゴ糖を含む食品、りんご・昆布・にんじんなど糖アルコールを含む食品
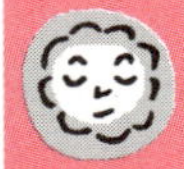 日和見菌	バクテロイデス 大腸菌(無毒株)	善玉菌・悪玉菌の優勢なほうに味方。	
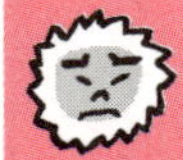 悪玉菌	ウェルシュ菌 ブドウ球菌 大腸菌(有毒株)	腸内を腐敗させ、有毒ガスや発がん性物質などを作り出す。抵抗力を弱める。	脂っこい食べもの、ファストフード、インスタント食品、肉料理

細胞呼吸へと続く栄養のルートを整える第一歩は、消化吸収のメインステージである腸内環境を整えることです。食べものを体内に取り込む際には、菌やウィルスなどの異物も入り込んできますが、**腸管には体全体の約7割を占めるリンパ組織が集中**しており、免疫機能を担い外敵から体を守っています。とはいえ、腸が単独で消化吸収や免疫を担っているわけではありません。腸粘膜の表面に棲みつく腸内細菌の力によるところが大きいのです。生物に最初に備わった臓器は食べものを取り込む消化管で、そこに棲みついた細菌たちは、食べものを分けてもらう代わりに、腸内環境を整える手伝いをしてきました。つまり**生物は、腸内細菌と持ちつ持たれつ共生していくことで、進化を遂げてきた**わけです。

が、腸内細菌が体に悪さをすることも。食べすぎやストレス過多などが続くと善玉菌が減り、悪玉菌が繁殖、日和見菌が悪玉菌になびいて腸内環境が一気に悪化し、免疫機能が低下します。腸に張り巡らされている毛細血管も栄養素を吸収しにくくなり、全身の細胞に十分な栄養が行き届かなくなります。その結果、細胞呼吸の効率が落ち、脳疲労から頭痛、肩こり、便秘、下痢などの体調不良や、シミやふきでものなどの肌トラブルも招きます。

最近の研究では、腸の病気だけでなく、肥満、花粉症やアトピー性皮膚炎などのアレルギー症状、うつ病、大腸がんや乳がん、アルツハイマー病、パーキンソン病、自閉症など、**治療が困難なさまざまな病気も、腸内細菌と関係**していることがわかってきています。

Q 悪玉菌は全滅させられる？

A 悪者も一掃すると体の均衡が崩れます

悪玉菌は、タンパク質を分解して有害物質を生み出し、腸内を腐敗させます。うんちが臭くなるのは、これらの有害物質が放つ腐敗臭のせい。善玉菌が優勢な赤ちゃんのうんちはほとんど臭いません。体に悪い作用を及ぼす悪玉菌ですが、かといって人体に不要というわけではないんです。大腸菌は水に溶けない食物繊維を分解、その過程でビタミンも合成してくれるし、腸管内へ侵入する有害菌を排除するなどプラスの働きもあります。

ただ、増えすぎると有害物質を作り出します。ウェルシュ菌のようにいいとこなしの菌もいますが、そんな悪い菌でも、**善玉菌が一定の割合を保っていれば、日和見菌も善玉菌の味方につき、悪玉菌が悪さをすることはありません**。

腸内フローラの理想バランスは、「善玉菌2・悪玉菌1・日和見菌7」といわれてきましたが、近年、遺伝子レベルで観察ができるようになり、そう単純ではないこともわかってきました。これまで善玉菌とされていたものにも働きの悪い菌がいたり、人によっては悪影響を及ぼしたり、悪玉菌や日和見菌の中によい働きをする菌がいたり、キッパリ区別がつけられなくなっています。また、**善玉菌でも過剰に増えれば、体と栄養を奪い合い、腸内フローラを荒らします**。

人それぞれに適した腸内細菌があり、理想的な腸内フローラも人それぞれ。どんなに健康でも悪玉菌はゼロにはなりません。それを無理に排除し、善玉菌だけを残そうとすれば、生態系のバランスが崩れます。**腸内フローラも人間社会も、大切なのは多様性なのです**。

近年、小腸で腸内細菌が爆発的に増えてしまう「ＳＩＢＯ《シーボ》（小腸内細菌増殖症）」が増えています。免疫の要である小腸内では細菌の数は通常1万個程度なのですが、**SIBOでは細菌の多様性が失われ、少ない種類の細菌が10倍にも増加**します。すると、小腸に炎症を起こし、大量のガスを発生させ、腹部膨満感、ゲップ、腹痛、下痢、便秘を引き起こします。腸のバリア機能が低下し、腸内のさまざまなものが血液中にもれ出す「リーキー・ガット症候群」に陥ると、糖尿病や動脈硬化、がんなどの病気を招くこともあります。

ＳＩＢＯになると、腸にいいとされるヨーグルトや納豆、オリゴ糖などが、逆に症状悪化につながります。それらを食べてかえっておなかの調子が悪いと感じる人は、専門医に相談してみましょう。一方、空腹時間を作ること、適度な運動、小腸によい食材（青魚、ブロッコリースプラウトなど）はＳＩＢＯの予防に役立つと考えられます。

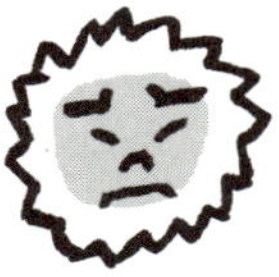

▶腸内細菌が性格を決めている!?

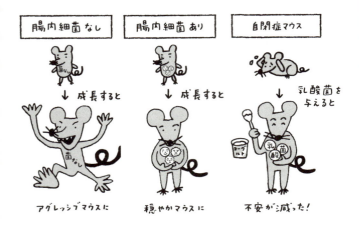

腸内細菌が行動や思考にまで影響を与えることは、複数の研究で確認されている。スウェーデンのカロリンスカ研究所は、人為的に腸内を無菌にした「無菌マウス」は、通常のマウスより攻撃的で危険を伴う行動をとる傾向があると報告。

カナダのマクスター大学の研究では、「性格の違うマウスの腸内フローラを入れ替えたら、性格が変わった」という報告が。

アイルランドのコーク・カレッジ大学の研究では、「乳酸菌」を与えて腸内環境をコントロールしたマウスは、「自閉症状が緩和され、不安レベルが下がった」と報告されている。

米国UCLAの研究チームはヒトでも実験。被験者の腸内細菌を調査したうえで、さまざまな画像を見せながら脳内をMRIで診断。その結果、特定の細菌を持つグループがネガティブな画像に強く反応。感情に関する脳領域のつながりが強くなり、感情の制御に関わる海馬の活性度が低くなる傾向がみられた。

腸は脳と同じく、神経細胞同士で情報伝達をしていて、独立したネットワークを築いています。神経細胞の数は脳に次いで多く「第2の脳」とも呼ばれます。

腸と脳はホルモンなどを介して密に関連しているパートナーで、この関係を**「脳腸相関」**といいます。たとえば、細胞呼吸の大敵でもある過度のストレスによりおなかが痛くなり、下痢や吐き気をもよおすことがありますが、これは脳が自律神経を介して、大腸にストレスの刺激を伝えるからです。腸は消化に使う予定だったエネルギーを脳に回し、少ないエネルギーでなんとかやっていこうと、食べものを外に追いやろうとするのです。

脳のストレス状態を腸の悪玉菌が感知し、増殖して病気を引き起こすこともあります。最近の研究では、腸内細菌がセロトニンやドーパミンの合成に深く関わり、腸神経を刺激して発生させた電気信号が脳へと伝えられ、ストレス反応の抑制や、免疫反応の向上、ヒトの精神活動などに大きな影響を与えているという説も出ています。

マウスの実験では、腸内細菌が行動にも影響するという報告がたくさんあり、ドイツの研究グループからは、腸内細菌が、脳の免疫や修復を担うミクログリア（166ページ）という**脳細胞の活性化に関わっている**との報告もあります。

まだまだ研究段階ですが、腸内細菌の環境を整えることがストレスを緩和し、全身の内部環境を整え、脳の細胞呼吸を促して脳疲労を和らげると考えていいでしょう。

Q 腸からもハッピーホルモンが出る?

A 約95%は腸で作られますが働きは異なります

脳で作られるハッピーホルモン、セロトニン(96ページ)。実はその量はセロトニン全体の約5%でしかなく、残りの約95%は腸で作られています。脳のセロトニンは精神の安定に働きますが、腸のセロトニンは**消化器系の制御が主な仕事**。そもそもセロトニンは、脳がない腔腸《こうちょう》動物(原始海洋生物)の時代から、腸内細菌間の情報伝達物質だったんですよ。

細胞が小腸の壁にセロトニンを吹きつけると消化が始まり、その情報を神経細胞が伝えて消化酵素が分泌され、蠕動《ぜんどう》運動で便を腸の奥へと運びます。腸のセロトニンが不足すれば、蠕動運動が鈍って便秘の原因になり、逆に腸でセロトニンが過剰に作られれば、蠕動運動が活発になりすぎて下痢の原因に。慢性的に下痢や腹痛を繰り返す「過敏性腸症候群」は、過度のストレスが原因で、自律神経の機能低下やセロトニンの過剰分泌が関係していると考えられています。

腸内で作られるセロトニンは、脳の関所である血液脳関門でせき止められ、脳内には入れません。脳のセロトニンを増やすには、原料となる必須アミノ酸の一種であるトリプトファンが必要ですが、トリプトファンは体内では作れないので食事で取り込むのが唯一の方法になります。

そこで活躍するのが腸内細菌です。肉や魚、大豆製品などからタンパク質を分解・合成してトリプトファンを作り、脳に届けます。

さらに腸内細菌は、セロトニンの合成を助けるビタミン類も合成しています。つまり、いくらトリプトファンを含む食品を大量にとっても、**腸内細菌の助けがなければ、脳内でセロトニンを増やすことができず、メンタルも弱ってしまう**ということです。

うんちウォッチング

腸内環境は日々のうんちが教えてくれます。
すぐに流さず、まじまじと観察してみて。

▶うんち診断

うんちの構成は80%が水分で、残りの20%のうち1/3は腸内細菌、あとは食物繊維やはがれた腸粘膜など。善玉菌が優勢な**いいうんちは匂いもきつくなくバナナ形で黄褐色**。イキむことなくスルリと出る。まっすぐ底に沈むうんちは未消化の食べものをたくさん含んでいるからで、いいうんちではない。軽く水に浮くのがベスト。

トイレでイキむ習慣のある人は、うんちの状態が悪い証拠。イキむと痔《じ》になりやすいので、数分経っても出ない場合はトイレを出て、再び便意が来るのを待って。

食事をしてから便として排出されるまでの時間は通常24時間だが、それを超えて便が大腸にたまると、悪玉菌が増殖。すると大腸内で毒素が増え、排便機能が落ちて便秘に。便秘気味になると、ウサギのフンのように硬くて**コロコロした粒状のうんち**になり悪臭も。**細長くてひょろひょろしたうんち**が数回に分けて出て、残便感があるときも、悪玉菌が優位になっている証拠なので要注意。

便秘の原因は、不規則な食生活、食物繊維不足、運動不足、精神的ストレス、質の悪い睡眠など。これらを改善して行く努力を。下剤は腸粘膜を強く刺激するのでＮＧ。乳酸菌を試すほうがベター。

下痢になると**水分が多く、形にならずびちびち**。十分な水分補給を行い、消化のいい食事に切り替えて。症状がひどい場合は、過敏性腸症候群や食あたりなども考えられるので早めに受診を。

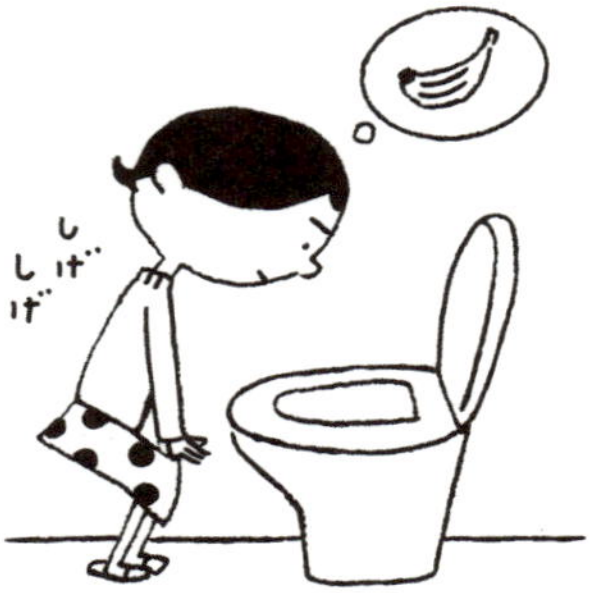

腸内環境チェックリスト

生活習慣の乱れやちょっとしたストレスが腸内環境を大きく左右します。3つ以上該当した人は、**悪玉菌がのさばっている**可能性高し！

① 朝食はとらない
② 食事の時間が決まっていない
③ 夜型の生活をしている
④ 基本的に睡眠不足
⑤ ながら食いが多い
⑥ 食べるのが早い
⑦ 肉好きで野菜は不足しがち
⑧ 外食・中食が多い
⑨ スナック菓子やファストフードをよく食べる
⑩ お酒はいけるクチ
⑪ 肌荒れや吹き出ものがある
⑫ 冷え症だ
⑬ イライラしたり、落ち込むことが多い
⑭ 慢性的な運動不足だ
⑮ タバコを吸う

解説▶腸にはその人の生き方が現われる

①〜④	体内時計が乱れ、自律神経、毛細血管の働きが不十分になり、全身の細胞に栄養が届きにくくなる。
⑤ ⑥	満腹中枢への働きかけが弱くなり食べすぎる。
⑦ ⑧	食物繊維不足で悪玉菌が繁殖。
⑨ ⑩	酸化＆糖化を招きやすい。
⑪	皮膚は腸の鏡。血液中に腸内の腐敗物質が流出している。
⑫	腸内環境が悪いと自律神経が乱れて毛細血管レベルでの血流が悪化し、冷えを招く。
⑬	ストレスは腸内環境を荒らす。
⑭	自律神経の乱れ、腹筋の低下などを招き、腸の蠕動運動も衰える。
⑮	喫煙は活性酸素を大量発生させ、腸のお花畑を枯らす。

実習

課題

腸内環境から脳細胞を元気にする

ハーバード大学の研究では「**腸内フローラは遺伝ではなく、食事で変えることができる**」ということがわかってきています。実際、食べものから善玉の腸内細菌を取り入れるために、ヨーグルトなどの発酵食品を常食している人も多いと思いますが、口から摂取して腸にたどり着ける菌の数は限られます。1週間ほど続けて食べて調子をみるといいでしょう。腸内細菌は生きた菌でも死んだ菌でも優劣はありませんが、1種類だけとり続けると腸内フローラのバランスが崩れることもあるので、定期的に種類を変える必要があります。

腸内細菌に悪いエサをあげないことも大切。加工食品、脂っこいもの、甘いもの、酒などはとりすぎると糖化&酸化ストレスを招きます。体によいとされる食べものでも、そればかり食べていると逆効果になります。また、不規則な食生活が続くと胃腸の機能が低下し、小腸からの栄養素の吸収も落ちて、全身の細胞にきちんと栄養が届かなくなります。

4時限目の実習では、食事の内容や食べ方だけでなく、自律神経や筋肉など多角的なアプローチで、腸内細胞を元気にしていきます。腸は1〜3日で新陳代謝を繰り返している、非常に回復力に優れた臓器。たとえ悪玉菌が優勢でも、2週間ほどで改善がみられます。

実習 1

消化力をUP!「口すぼめ腹式呼吸」

▶How to「口すぼめ腹式呼吸」

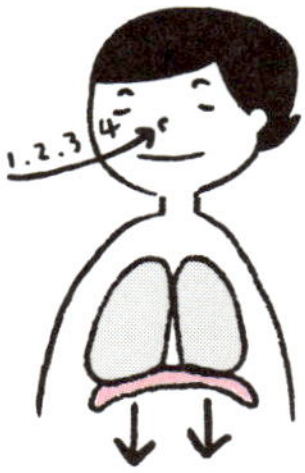

1 頭の中で「1、2、3、4」と数えながら、鼻から深く息を吸う。吸った息で横隔膜が下がりおなかが少しずつふくらんでいくのを意識して。

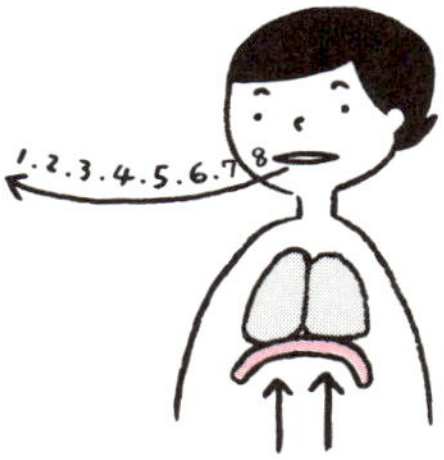

2 口を軽く閉じて、横笛を吹くような感じで口角を左右に引く。薄く開いた唇の隙間から、ゆっくりと8つ数えながら息を細く長く吐き出して。**ロウソクの火を揺らすくらいのイメージ**で。息を吐きながら、横隔膜が上がっておなかが少しずつ引っ込むのを意識すること。

消化を促し、腸の蠕動運動を支配しているのは副交感神経ですが、呼吸が浅いと交感神経が優位になり、消化が抑制され、腸の働きも鈍ります。食事中も頻繁に息を出し入れすることになり、誤嚥《ごえん》のリスクが高まり、肺炎につながることもあります。

「口すぼめ腹式呼吸」は、口を薄く閉じて息を吐き出すことで、気道の圧力が高まり、細くなった気管支が広がり、肺の奥底によどんでいる空気をしっかり吐き出せます。同時に、横隔膜を大きく動かしながら腹式呼吸をすることで、**副交感神経のスイッチが入って交感神経が鎮まり、深い呼吸とともに腸の働きもよくなります。**

実習2 食事のタイミングで腸内環境を整える！

栄養吸収の要の小腸粘膜には、毛細血管がたくさん存在しますが、ストレスで交感神経が優位な状態が続くと、毛細血管が収縮し続けて血流が悪化。炎症が起こりやすくなり、粘膜がただれやすくなります。それとともに、腸内環境が崩れて異常発酵し、おなかにガスがたまって腹部膨満感が出てくるのです。

腸内環境は自律神経やホルモンと密接に関わっているので、それを整えるには、3食規則正しく食べることが重要です。空腹の時間が長く続くと、体内時計が乱れるだけではなくそれ自体がストレスとなり、ストレスホルモンのコルチゾールが増えて、体にはネガティブに働きます。朝食抜きや1日1食ダイエットは厳禁です。

朝日を浴びて1時間以内に朝食をとると、体内時計が整うので、朝7時に起きたら8時までに朝食をとりましょう。すると自然に正午くらいにおなかがすいてきます。

夕食は18～19時までにすませるのが理想。夜21時を過ぎると、糖質を脂肪に変えてしまう「ビーマル1」というタンパク質が増えるため、その時間以降に食事をすると太りやすくなります。また、体内時計がしっかり働いていると深夜3時頃から適度にコルチゾールが分泌され、睡眠中に脂肪を分解してくれるので、寝ながらにしてダイエットになります。

しかし遅い時間に食事をすると、体内時計が乱れるだけでなく、血中に十分栄養があるため体脂肪が分解されず、**寝ながらダイエットの恩恵が受けられません**。夜は遅くとも、21時までに食事をすませましょう。

決まった時間に食事をすることで、全身の細胞にある体内時計を司る時計遺伝子（118ページ）がきちんと機能して、正しい信号を送ることができ、規則正しくおなかがすくようになります。時間がないときは野菜ジュースを飲むだけでもいいので、3食規則正しい食事を心がけてください。

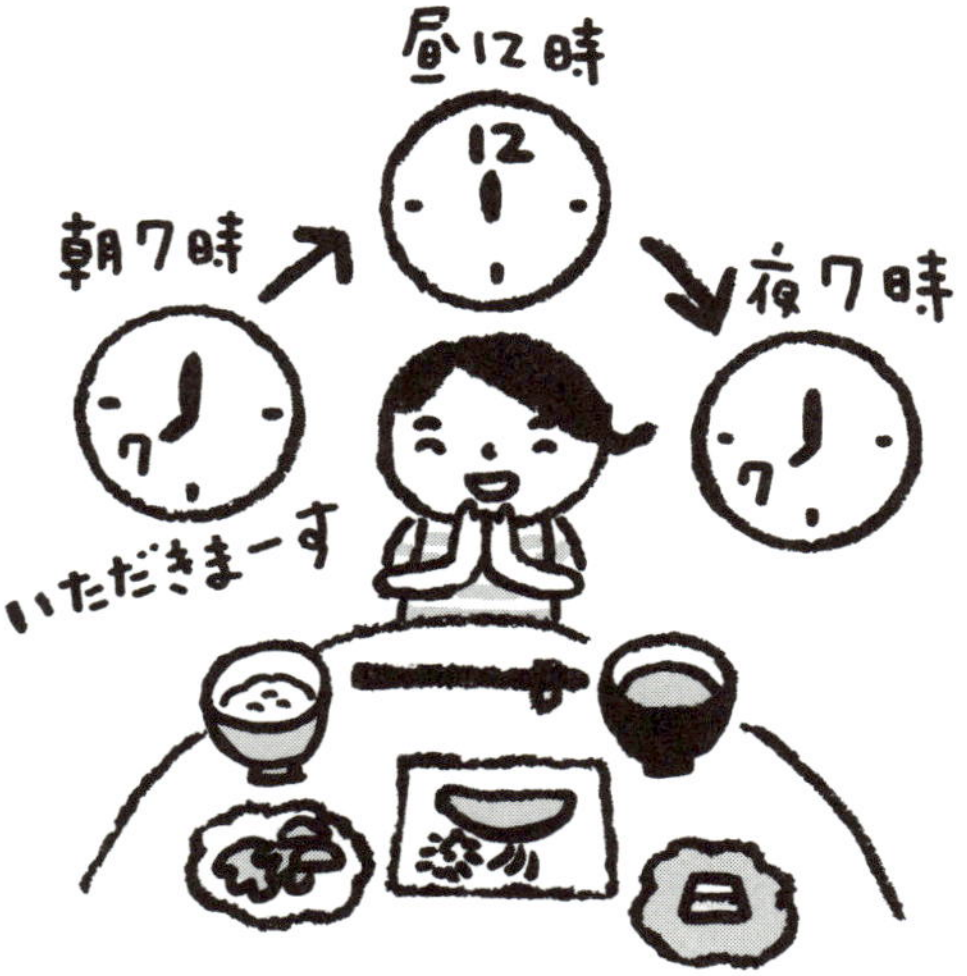

実習3 ヤセ菌の好物は食物繊維

今、「ヤセ菌」と話題なのがバクテロイデスなどの腸内細菌たち。ヒトがほとんど消化できない食物繊維をエサに、**脂肪の蓄積を抑え消費を増やす「短鎖脂肪酸」**を作っています。しかし肥満の人の腸内ではこれらの菌が少なく、脂肪細胞がどんどん肥大化してしまいます。

マウスに食物繊維が多い食事を与える実験では、ハウスダストへのアレルギー反応が少なくなるというデータもあり、短鎖脂肪酸との関わりが指摘されています。食物繊維を毎日しっかりとって、腸内フローラを整えれば、肥満やアレルギーの予防にもつながるかもしれません。

食物繊維には水に溶ける水溶性と、水に溶けにくい不溶性の2種類があり、この2つをバランスよくとることが大切です。水溶性食物繊維は腸内で発酵しやすく、善玉菌を増やします。粘着性があり、便をやわらかくするので、お通じもスムーズになります。消化管をゆっくり移動していくのでおなかがすきにくく、食後の血糖値の急上昇を抑えたり、コレステロールを体外に排泄する働きもあり、ダイエットにも効果的です。

一方、不溶性食物繊維は腸にある不要物や水分を吸収してふくらみ、腸壁を刺激してお通じを促し、腸内細菌の死骸や発がん物質もまとめて排泄してくれます。ただし、不溶性ばかりをとりすぎると便が硬くなって、かえって便秘が悪化することも。**水溶性と不溶性は2：1の割合が理想的**です。

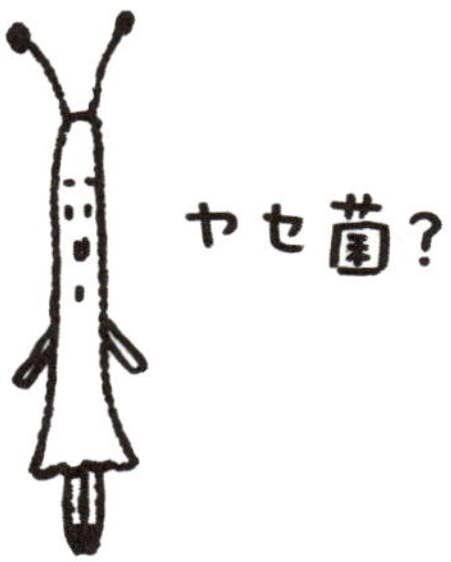

▶食物繊維が豊富な食材

水溶性食物繊維が豊富

昆布、ワカメ、オクラ、
なめこ、納豆、長芋、
モロヘイヤなどのネバネバ系、
果物など

不溶性食物繊維が豊富

豆類、玄米、穀類、
ブロッコリー、かぼちゃ、
にんじん、キャベツ、きのこ類、
カニ、エビなど

実習4 肉食は悪玉菌のエサになる？

糖質制限ブームの流れで、脂質やタンパク質をメインにした肉食も流行っていますが、肉のタンパク質は悪玉菌のエサになり、たくさんの老廃物が出ます。しかも、**腸内に滞留する時間が長いので、過剰にとると腸内を腐敗させ、内部環境を汚します**。老廃物をろ過する腎臓にも負担がかかるので、腎臓病になるとタンパク質の摂取量が制限されます。

一方、肉食の反動からか、欧米を中心に完全菜食のビーガンも流行していますが、動物性タンパク質を控えて過度に野菜中心の食生活にすると、低栄養に陥るリスクが高まり、細胞呼吸が滞って、エネルギーを作り出すことができなくなります。

過ぎたるは及ばざるがごとし。健康に最も大切なのは内部環境を整えることですが、内部環境を整えるには、入ってくる栄養素のバランスを整えることがとても大切です。流行の健康法を試す前に、三大栄養素をさまざまな食材から取り入れ、バランスよく食べるという基本に立ち返り、日々の食事を見直してみてください。

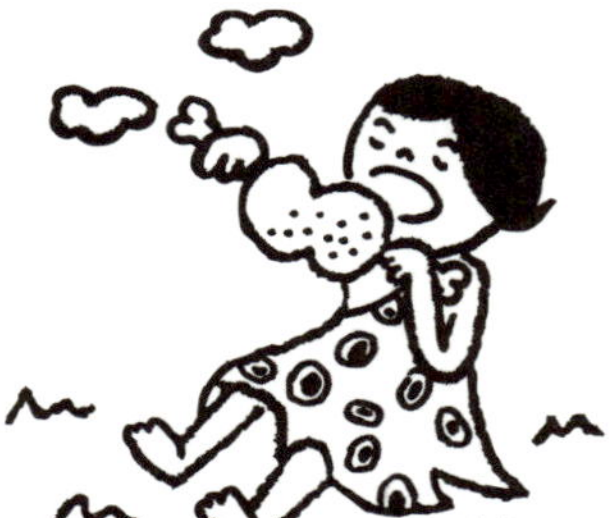

実習 5 食べる瞑想「マインドフル・イーティング」

最近、テレビやスマホを見ながら食事をしている人をよく見かけますが、食事をしているときにほかのことに気をとられていると、食べること以外にエネルギーを使ってしまい、消化吸収がスムーズに行われません。また、交感神経が優位になってしまい、食べることで得られる幸福感や満腹感に鈍感になり、気づかないうちに食べすぎたり、体に悪いものが食べたくなったりします。

ながら食いや早食いの傾向がある人は、「マインドフル・イーティング」がおすすめ。食べるという行為に意識を集中し、ゆっくり時間をかけて食事を味わうのです。「**マインドフルに食事をする人は体脂肪が少ない**」というデータや、「甘いものの摂取を控えられるようになり、1年後に血糖値が下がった」という報告があります。

▶How to マインドフル・イーティング

1 背筋を伸ばして呼吸を意識し、胸を横に広げ、体全体に意識を行き渡らせる。肩首の力を抜き、ゆったりした気持ちでゆっくり食べ始める。食べることに集中してよくかむ。

2 食べることに集中しつつ、30回程度かむことに集中する。**変化する味や食感の微妙な変化を十分に味わい、食べることを楽しむ。飲み込むときは、食道を通り胃に入っていくことを感じる。**雑念が浮かんだらサッと捨て去り、落ち着いて、食べることに意識を戻す。

3 満腹感や胃の膨満感に注意を払い、どのくらいおなかいっぱいになったか自問。10点満点中7か8になったら食べるのをやめる。

実習6 ほどよい空腹で長寿遺伝子をON

暴飲暴食は、脂肪細胞から分泌される生理活性物質「悪玉アディポサイトカイン」を増やします。これが増えるとインスリンの働きを阻害したり、脂肪をため込んだりするだけでなく、腸内フローラを乱し、内部環境や細胞内も荒らします。細胞には飢餓時に備えたオートファジーと呼ばれるリサイクルシステムが備わっていて、細胞内のゴミ（アミノ酸合成の過程で失敗したタンパク質の不良品）をリサイクルし、再びアミノ酸に分解して利用することで、細胞内をクリーンに保っています。食べすぎてしまうと、この**細胞内のクリーニングが追いつかず、細胞が汚部屋**と化します。

オートファジーが作動するには、食べない時間が必要なのですが、かといって食事を抜いたり、断食したりするのは逆効果になります。長時間の低血糖は、反動で高血糖が起きやすく、体が省エネモードになって脂肪をため込むからです。体内時計も狂い、自律神経が乱れ、ストレスホルモンが出てイライラがつのります。その状態が繰り返されると、全身的に内部環境も汚れてきます。

ほどよい空腹時間を作るには、3食規則正しくとって必要な栄養素を網羅したうえで、毎日の総摂取カロリーを標準の7～8割程度にする「カロリス（カロリー・リストリクション)」が最適。善玉アディポサイトカインの一種で、脳や血管をはじめ全身の細胞を若返らせ、メタボを抑えるアディポネクチンや、成長ホルモンを増やし、アンチエイジング効果が認められています。

動物実験では、カロリスで全身の細胞内に存在する「長寿遺伝子」がオンになることが報告されています。長寿遺伝子は普段はオフになっているのですが、オンになると良質なミトコンドリアが増え、活性酸素の産生が減ることがわかっています。また、細胞の老化速度を決定づける**テロメアも保護されることになるため、細胞の寿命がのびる**と考えられます(46ページ)。

長寿遺伝子は体内時計を司る時計遺伝子とも関連しているので、朝昼晩と規則正しいリズムにのっとった食事を心がけ、小腹がすいたら、お茶やビターココアなどでひと息。それでもがまんできないときは、血糖値を上げにくいナッツや乳製品で、マインドフル・イーティングをしましょう。

実習7 コルセット筋を鍛える「丹田《たんでん》ドローイン」

腹筋が衰えると腸の働きが低下するので、腸内環境を整えるにも筋トレはマスト。**成長ホルモンによって筋肉が増強されるだけでなく、内臓の働きを高め、免疫力も上がります。**

呼吸による筋トレ「ドローイン」は、おなかをへこませたままで呼吸するだけのシンプルな呼吸運動ですが、横隔膜だけでなく、「コルセット筋」ともいわれる腹横筋（58ページ）を鍛えられ、燃焼しやすい体に。胸郭が開いて体幹がしっかり整ってくるので、呼吸が深くなり、猫背も矯正されます。東洋医学や武術で**気が集まる場所とされる「丹田」**を意識することで、エネルギーがチャージされるイメージがわきやすくなります。

交感神経を活発にするので、朝食の2〜3時間後に行うと、代謝が上がって一日中活動的に過ごせます。午後に行うときは、昼食の2〜3時間後に行い、ドローイン後に「4・8呼吸法」か「4・4・8呼吸法」を1セット行って、副交感神経のスイッチを入れておくこと。睡眠中の成長ホルモンの分泌も高まり、脳細胞の修復・再生がしっかりなされて、細胞呼吸の効率が上がります（168ページ）。場所を選ばないので、デスクワークの合間や、電車や車での移動時間にでも、気軽に取り組むことができます。立っていても、座っていても、横になっていてもOKですが、**背中を丸めないで行う**ことを忘れずに。

▶How to 丹田ドローイン

1 背筋を伸ばし、**へその下5cmあたりにある「丹田」**の上に両手を重ねる。肩が上がらないように気をつけつつ、丹田を意識しながらゆっくりと鼻から大きく息を吸い込み、おなかを意識的に大きくふくらます。

2 限界まで吸ったら息を止めて、お尻に力を入れ、体から空気がもれないよう意識する。

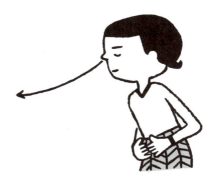

3 お尻の力をキープしたまま、息をゆっくり鼻から吐きながら、おなか全体をギューッとへこませる。**丹田を背中に近づけるイメージで**行って。自然に体が少し前傾するが、背中を丸めないように注意して。

4 おなかを最大限にへこませて空気を残らず吐き出したら、その姿勢のまま浅い胸式呼吸で10〜30秒キープ。脱力して終了。

実習 8 食後、少し牛になる

昔の人は「食べてすぐ横になると牛になる」と食後のひと休みを戒《いまし》めました。が、食べた直後にむやみに活動すると、血液が筋肉に使われるため、胃腸への血流はセーブされます。それでは、せっかく食べた栄養素もちゃんと消化吸収されず、細胞に届きません。

食後はあまり体を動かさず、副交感神経を優位に働かせることが肝腎。しばらく横になって、安静に過ごすほうがいいんです。**食後10分ほどの短時間睡眠なら、脂肪代謝を促すノルアドレナリンが分泌され、ダイエットにも効果的**です。

ただし、夜、寝るときは胃を空っぽにしておくことが重要。胃に食べものが入った状態のまま床につくと、それが刺激となって交感神経が優位になり、眠りが浅くなって睡眠時間が短くなります。睡眠中に行われるはずの細胞の修復が滞り、心身の不調につながってしまうので、夕食は寝る4～5時間前、少なくとも3時間前には終わらせておくのが原則です。

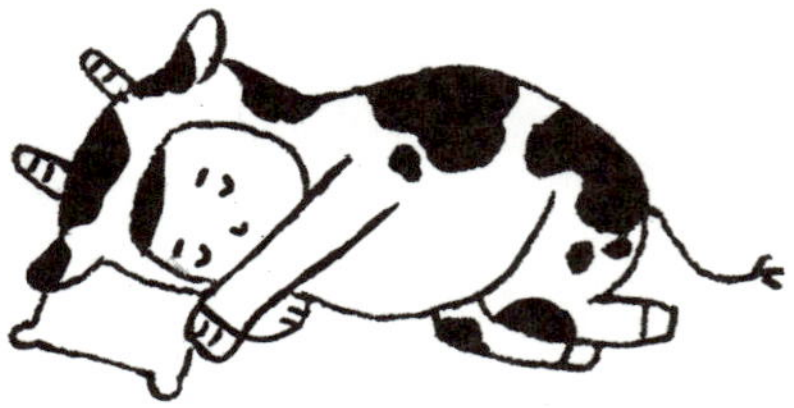

補講 ピロリ菌は除菌すべき？

ピロリ菌は1983年に人の胃から発見された細菌で、たいていは幼少期に飲みものや食べものから感染します。胃酸を中和して胃粘膜に棲みつき、増殖すると胃炎や胃潰瘍、十二指腸潰瘍を引き起こしたり、胃がんにつながることもあると考えられています。

多くは自覚症状がないのですが、将来、胃粘膜細胞に有害な影響を与える可能性があり、胃がん予防の一環として、ピロリ菌の検診を推進する自治体も出てきています。

まだ新しい治療法なので、これからデータが蓄積されれば、より正しいことがわかってくるでしょうが、現段階では、早めに駆除したほうがいいと考えます。

ただ、ピロリ菌の除菌には強力な抗生物質を使うため、ほかの常在菌への影響は免《まぬが》れません。下痢や味覚障害などの副作用や、除菌後、胃酸分泌の出すぎによる、びらん性胃炎や逆流性食道炎を発症したり、中には除菌を繰り返しても薬が効かないケースもあります。

検査でピロリ菌がみつかった場合は、除菌によるリスクも理解したうえで、ひとつの選択肢として検討したほうがよいでしょう。

腸内細菌が水素を作っていた！

数年前、水素水がブームになって以来、なんとなく美容や健康によさそうと思われている「水素」。その実態は、まだ解明されていないことが多いのですが、水素は細胞呼吸のエネルギー産生過程でも重要な役割を果たしています（155ページ）。

水素（H_2）は、**地球上で最も軽い気体**です。重力ではつかまえられず、放っておくとどんどん上昇して宇宙の彼方に飛んでいってしまいます。地上では水素単体でとどまることができないため、水（H_2O）のように化合物として存在しています。

約38億年前、地球に初めて誕生した生物は、海中に溶けたわずかな水素を利用して生きていました。その後、ミトコンドリアを細胞内に取り込み、酸素を利用した細胞呼吸を獲得して地上へと進出してからは、水素とは無関係に進化を遂げたようにも見えます。しかし、細胞呼吸のエネルギー製造過程では水素が発生し、活性酸素を無害化したり、エネルギーを生み出す材料となったり、生命活動の根幹で重要な役割を担っているのです。

実は、腸の中でも微量ですが、水素が作られていることがわかっています。一部の**善玉腸内細菌が、糖を食べることで水素ガスを発生**させているのです。濃度としては微量ではありますが、体内を巡って全身の活性酸素を少しずつ除去してくれているのでしょう。私

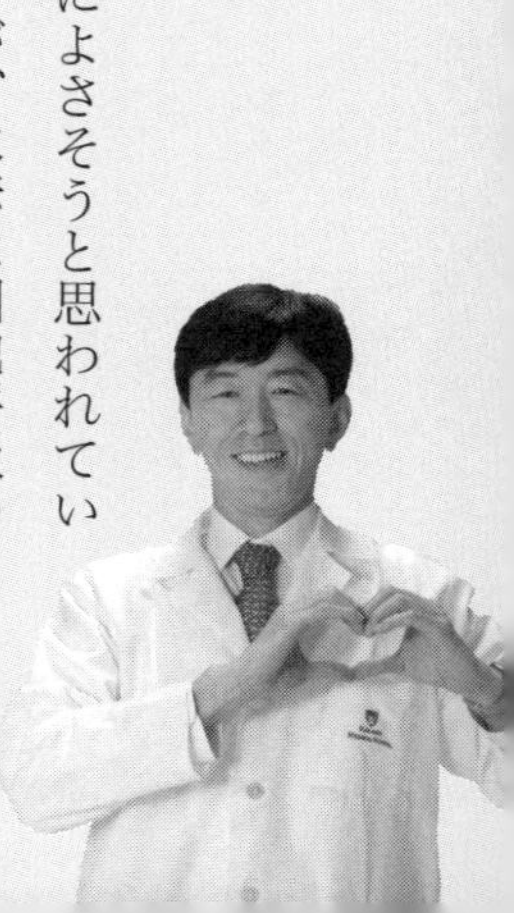

たちの祖先は、酸素呼吸による活性酸素の害に対抗するために、水素を作れる腸内細菌を共生させたのかもしれません。善玉腸内細菌が作り出した水素のほとんどは、ほかの腸内細菌に食べられており、腸内フローラの安定に役立っているとも考えられます。動物実験では、水素を発生させる腸内細菌によって、肝炎の進行や脳の虚血再灌流《きょけつさいかんりゅう》障害が抑制されたという報告もあります。腸内環境を整えていけば、水素を作る善玉腸内細菌の活躍の場が広がり、体内で作られる水素を増やすことになるでしょう。

とはいえ、加齢とともに細胞もミトコンドリアも老化していくので、体内で作られる水素が減少していくことは避けられません。そこで期待されるのが、外から水素分子を取り入れる「水素治療」です。動物実験では、水素は細胞内のあらゆる場所に入ることができ、しかも、最も酸化力の強い悪玉活性酸素のみを除去することが明らかになっています。活性酸素は酸化作用が大きすぎれば害をもたらしますが、適度であれば殺菌剤として細胞を守ってくれます。水素より強い抗酸化作用を持った物質はほかにもあるのですが、いい働きをする**善玉活性酸素には作用せず、悪玉活性酸素のみを攻撃するのは水素だけ**なのです。

ヒトでの臨床試験も始まっていて、パーキンソン病の予防や改善、急性心筋梗塞や心肺停止後蘇生への効果などの報告が上がってきていますが、現時点で確認されている効果は、

抗酸化作用と抗炎症作用、代謝改善作用のみです。体内で余った水素はオナラや呼気として排出され、蓄積して悪さをすることもないので、健康法としても注目されています。

手軽なのは、水素分子を水に溶け込ませた「水素水」です。水素分子は最もサイズの小さい分子なので、細胞内のミトコンドリアまで届き、抗酸化作用を及ぼすことができると期待されます。ただし、ペットボトルで市販されているものは水素分子がボトルを通り抜けてしまい、**口に入るときには含有量が低下**しています。最も水素が透過しにくいのはアルミ缶やアルミパウチですが、それでも少しずつもれ出すので、開封したら早めに飲みきる必要があります。水素水生成器で作った水でも、コップに入れて1時間経てば水素濃度が約50〜60%に低下します。水素水はできれば作り立てを飲むのがベストです。

一度に大量の水素を取り込めて効率がいいのは「水素ガス吸引」です。実際に健康な人に水素ガスを適量とってもらうと、**毛細血管レベルで血流が改善**することは、私の研究室でも観察しています。水素吸入・吸引器も市販されていますが、水素バーなどでリーズナブルな値段で体験することもできます。いずれにせよ、水素は短時間しか体にとどまっていないので、継続的に補給しないと、効果を実感しにくいかもしれません。また、いくらマメに水素を取り入れても、寝不足や不規則な食事など、活性酸素を生み出すような生活をしていては意味がないことは、ここまで勉強してきたみなさんには言わずもがなですね。

▶細胞呼吸でエネルギーを生み出すまでの３ステップ

ミトコンドリアは酸素と栄養素を使ってエネルギー源となるＡＴＰを作り出しますが、その過程には大きく3つのステップがあります。下はそれを図式化したものです。やや難解かもしれませんが、それくらい複雑で絶妙なバランスの中で、細胞呼吸が営まれているということがわかればＯＫです。なんだか自分の体が愛おしくなってきませんか？

▶ＳＴＥＰ１　解糖系

細胞の中（細胞質）に取り込まれたブドウ糖（グルコース）は分解され、2つのＡＴＰを産生（22ページ）。

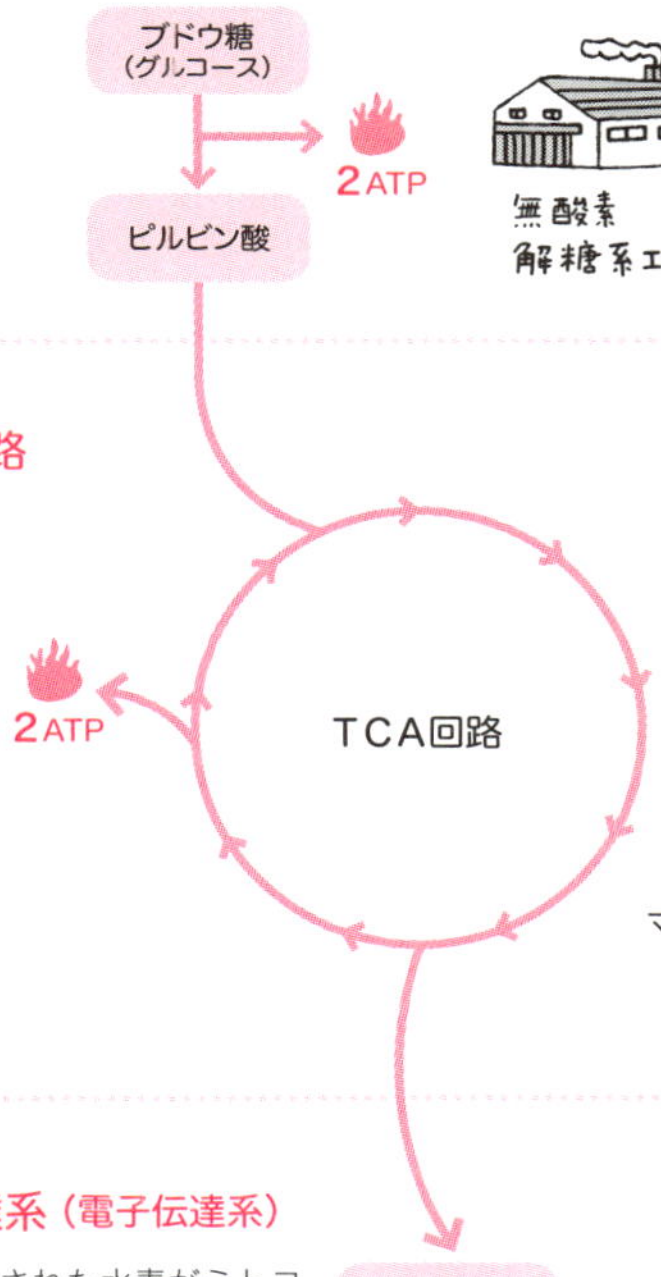

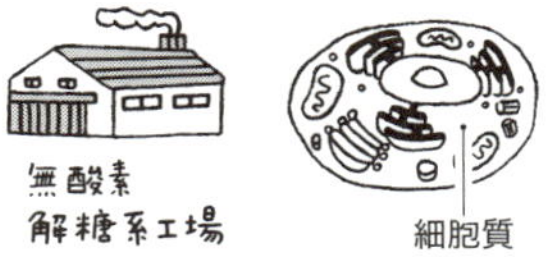

▶ＳＴＥＰ２　ＴＣＡ回路（クエン酸回路）

解糖系で糖が分解される過程でできる「ピルビン酸」はミトコンドリアのマトリックスに移行。永久に回り続ける回路の中で、クエン酸などの助けを借りて9種類の有機酸に次々と変化しながら、2つのＡＴＰを産生。水素の原料ＮＡＤＨが取り出される。

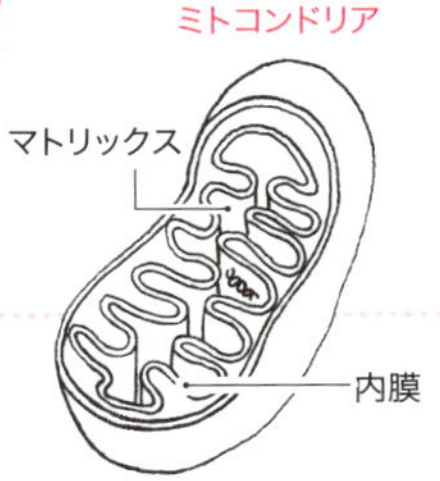

▶ＳＴＥＰ３　水素伝達系（電子伝達系）

解糖系とＴＣＡ回路で取り出された水素がミトコンドリアの内膜に集まってきて、補酵素「コエンザイムＱ10」の助けを借りて、細胞呼吸で34のＡＴＰを生み出す。その際に出る活性酸素は水素が除去。最後に水素と酸素が結合して水になって排出される。細胞呼吸の最終行程に水素が組み込まれていることからも、太古の昔から今に至る生物の進化の過程において、水素が大きな役割を担ってきたことが想像される。

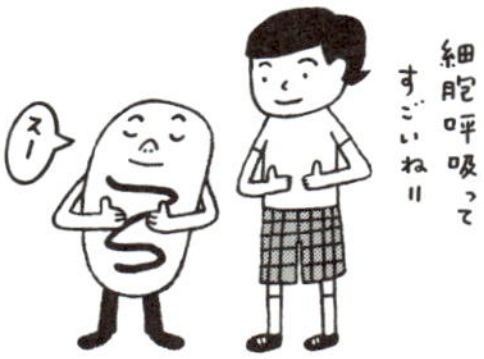

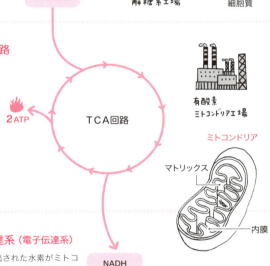

5時限目

細胞は睡眠中に息を吹き返す

Lecture 16

毛細血管のゴースト化で細胞は虫の息

▶毛細血管は細胞呼吸の生命線

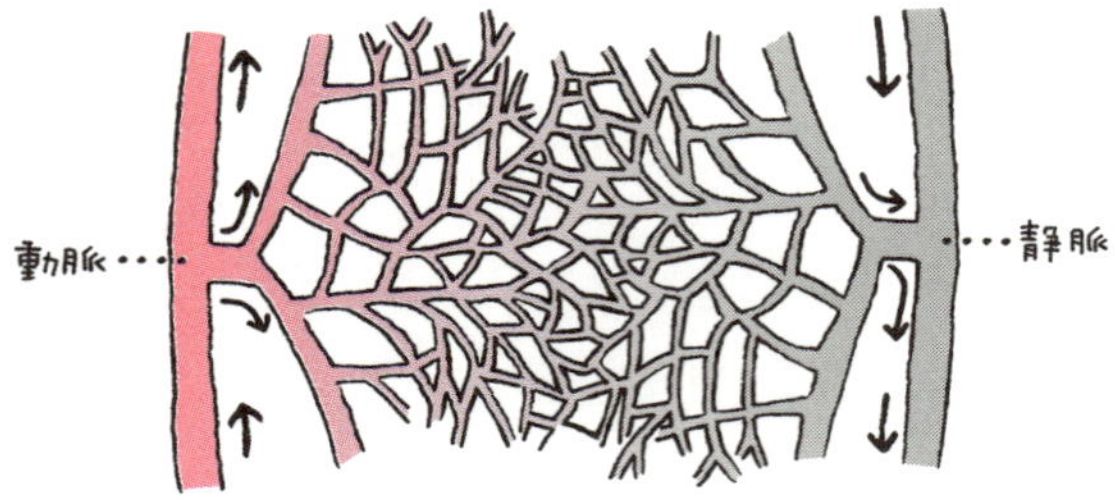

血管を交通網にたとえるなら、動脈や静脈は「**幹線道路**」。毛細血管は実際の目的地につながる「**路地**」。髪の毛の10分の1の細さで全身を網羅し、すべての細胞の0.03mm以内に存在。毛細血管と細胞間の内部環境を通じて、ミトコンドリアに酸素と栄養素が届けられる。毛細血管は自律神経に支配されていて、交感神経が優位になると血管が収縮して血流が減り、副交感神経が優位になると血管がゆるんで血流が増加する。

▶毛細血管のPROFILE

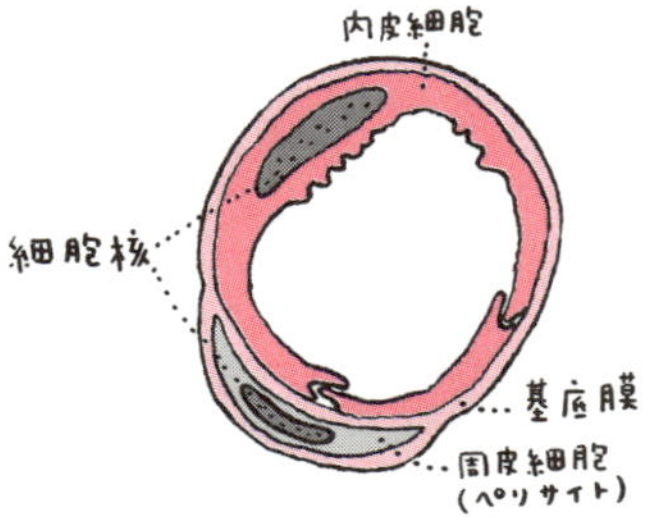

直径　髪の毛の10分の1くらい
長さ　全部つなぐとほぼ地球2周半
総数　約100億本。全身の血管の99%を占める
細胞と毛細血管の距離　0.03mm以内

【健康な毛細血管】

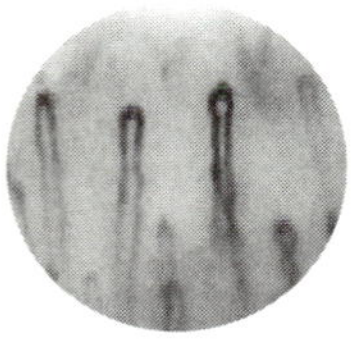

【ゴースト毛細血管】

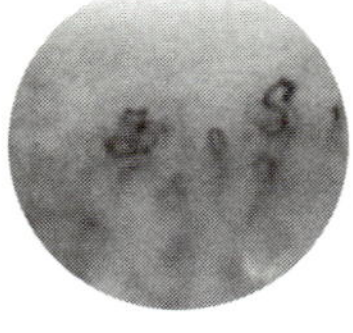

写真協力／あっと株式会社血管美人

細胞呼吸の現場・ミトコンドリアに必要な酸素と栄養素を届け、不要な二酸化炭素や老廃物を回収するのは、全身に網の目のように張り巡らされた毛細血管です。ほかにも免疫細胞やホルモンを運んだり、体温調節をしたりと、生命活動に関わる重要な役割を担う毛細血管ですが、**動脈や静脈と違い、加齢とともに数が減少**します。

さらに質も劣化します。毛細血管を構成する細胞と細胞の隙間ができやすくなり、栄養素や水分、老廃物などが毛細血管から過度にもれ出る箇所が出てくるのです。

そこに、高血圧や高血糖、脂質異常といった生活習慣病が加わると、血管内壁に汚れがたまり、内部環境も悪化し、血管の弾力性が失われます。また、ストレスや寝不足などで、交感神経が優位な状態が続けば、血管がキュッと収縮したままになって血流が低下し、全身の細胞に十分な血液が行き渡らなくなり、やはり内部環境の悪化を招きます。放っておくと、血管内が狭くなって詰まり、**管はあるのに血液が流れていない「ゴースト血管」に。**

ゴースト血管は40代から徐々に増え、使われなくなった血管はやがて脱落し、60代では20代に比べ毛細血管の約4割が失われます。ゴースト血管が増えて毛細血管がうまく機能しなくなると、酸素や栄養素が全身のミトコンドリアに行き渡らず、細胞呼吸の効率が低下して、エネルギーが作れなくなります。同時に細胞内にゴミがたまり、細胞の外にも不要な老廃物や水分が大量にもれ、毛細血管と細胞間の内部環境がより悪化します。

Q 毛細血管は減る一方なの？

A 毛細血管は何歳からでも自分で増やせます！

動脈や静脈は、一度傷つくと再生が困難ですが、毛細血管はいったん劣化しても、生活習慣のちょっとした工夫で、何歳からでも自分で増やすことができます。もちろん、生理的に避けられない部分もありますが、加齢に伴う毛細血管の量と質の低下を最低限に食い止め、弱っている毛細血管を復活させ、健康な毛細血管を増やすことは可能なのです。

毛細血管は**必要とあらば、枝分かれしてにょきにょきと増えます**（血管新生《しんせい》）。たとえばある毛細血管がダメージを受けて血流が悪くなり、その毛細血管が関係する組織の細胞が酸欠や炎症を起こしたとします。すると、そこに酸素や修復するための細胞を届けるために、その場所に向かって新しい毛細血管が伸びていくのです。

その際、毛細血管の表面にはりついている「周皮細胞」が重要な働きをしていて、毛細血管を新しく生み出すサポートをしていることが、私たちの研究でも明らかになりました。

では、毛細血管を復活させ増やすには、どうすればいいのでしょうか？　私の研究室で開発した「毛細血管力アップメソッド」を紹介しましょう。次の3ステップです。

①毛細血管をゆるめる→腹式呼吸とストレス対策を適宜《てきぎ》することによって、副交感神経を優位にして、毛細血管をゆるめるように心がけることが重要です。

②血流自体をアップさせる→まずは血管の原料となる適切な食材を取り入れ、適切な運動や入浴を生活に組み込んでいきます。

③毛細血管を継続的にゆるめる時間を作る→十分な質と長さの睡眠をとるようにします。

生活習慣病のほとんどには、毛細血管の劣化、障害が何らかの形で関与しています。全身の毛細血管の健康を保つには、全身の細胞を健全に働かせて細胞呼吸の働きを促すことです。それは全身の内部環境を改善し、健康に若々しく生きていくための秘訣《ひけつ》となります。

一方、血管新生には病的なものもあり、糖尿病患者の眼底で発生する異常な毛細血管は視力低下の原因になりますし、がん細胞は自ら異常な毛細血管を増やし、増殖します。今後、研究がさらに進めば、病的血管新生を抑制する方法も解明されていくでしょう。毛細血管については、拙著『ハーバード&パリ大学 根来教授の特別授業「毛細血管」は増やすが勝ち!』に詳しいのでぜひ参考にしてください。

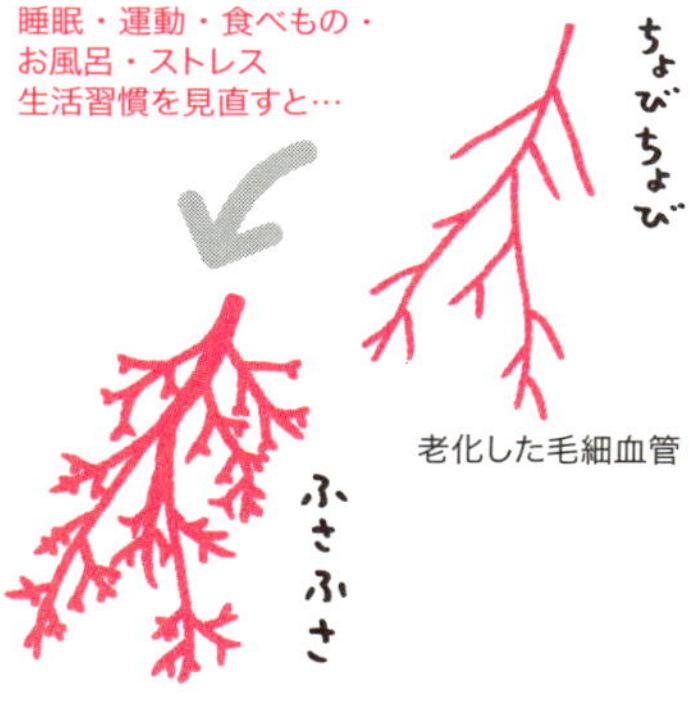

Lecture
17 リンパの滞りで細胞の中も外もゴミだらけ

▶毛細血管と細胞間の「内部環境」がホメオスタシスの鍵

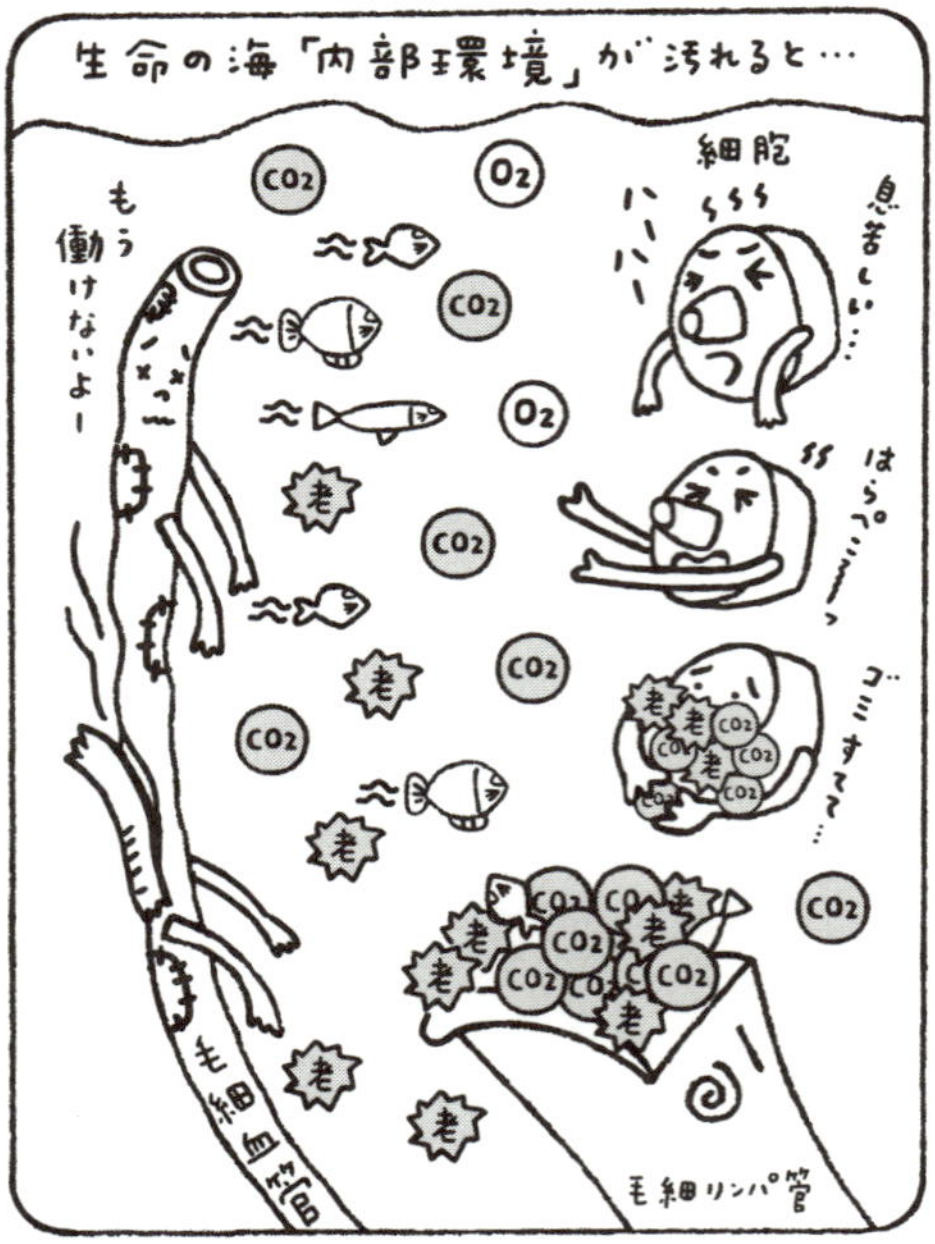

心臓から出た血液は、動脈側の毛細血管に達すると小さな隙間から染み出して、酸素や栄養素を細胞に供給し、引き換えに二酸化炭素や老廃物を回収。そのほとんどは浸透圧の働きで静脈側の毛細血管で回収され、心臓へと戻る。静脈で回収できなかった水はリンパ液として、静脈に並走しているリンパ管で回収される。この供給と回収のバランスがとれていると、3ページのイラストのように毛細血管と細胞間の「内部環境」がクリーンに保たれ、細胞呼吸が促されるが、上図のように**内部環境が悪化してホメオスタシスが乱れると、細胞呼吸も滞り、エネルギー不足に陥る細胞が続出**する。

細胞呼吸の過程で不要になった物質は、体液を通じて排泄されますが、体には毛細血管以外にも老廃物を回収・排出するシステムが備わっています。静脈にからみつくように存在している、リンパ管のネットワーク「リンパ系」です。リンパ管を流れるリンパ液は、毛細血管から染み出した血液中の水分（血漿《けっしょう》）がリンパ管に入り込んだもので、老廃物のほかに、腸管で吸収された脂肪、少量のタンパク質、免疫を司るリンパ球などを運んでいます。老廃物の8〜9割は毛細血管が回収し、残りはリンパ系が回収しています。

通常、毛細血管から染み出る水分量と、毛細血管やリンパ管で再吸収される水分量は同量で、細胞と細胞の間に存在する水分量（細胞間液）も常に一定です。これら細胞の外にある体液の状態を「内部環境」といい、原始地球の海水塩分濃度に最も近いといわれます。

毛細血管と細胞の間を満たす**内部環境がクリーンであれば、酸素や栄養はすいすいと細胞に到達し、細胞から出た老廃物も素早く除去**。血圧、血糖、体温、pH、浸透圧、電解質など、ホメオスタシスも保たれて、細胞呼吸にとっての最適な環境が作り出されます。

ところが毛細血管が劣化して血漿のもれがひどくなると、全身から集められてきた老廃物や活性酸素などの有害物などがリンパ管の中にたまり、リンパ液の流れが滞ります。リンパ系で回収できない老廃物や余分な水は、皮下組織の細胞と細胞の間に蓄積し、毛細血管と細胞の間の内部環境も劣悪になり、**汚れた水で体はむくみ、免疫機能も低下**します。

Q むくみはどうすれば追い出せる?

A 体内にゴミをためない生活とリンパマッサージが有効

体の水分は、血管やリンパ管、細胞と細胞の間を、浸透圧の作用で行き来しています。このバランスが崩れ、細胞と細胞の間に過剰に水がたまった状態がむくみ。リンパ管は70%が皮下組織に存在するので、リンパ管に回収されなかった水の多くは、皮膚の下にたまります。ちなみに加齢とともにむくみやすくなるのは、肌にハリがなくなって皮下組織の圧が低くなり、血管から水分がもれ出しやすくなることも一因です。

むくみがあるということは、体に害を及ぼす**老廃物や疲労物質を含んだ汚水が体に滞留し、毛細血管と細胞間の内部環境が悪化している証拠**。細胞呼吸も滞り、十分なエネルギーが生み出せないため脳疲労がつのり、体が重だるく、疲れがいつまでも残ります。

また、リンパ液に含まれるリンパ球は白血球の一種で、病原菌などを撃退する働きがあるので、リンパの流れが悪くなると、**全身の免疫機能が低下**し、風邪を引きやすくなったり、アレルギー症状が出やすくなったりします。

むくみにくい体になるには、体内に老廃物をため込まない生活習慣を身につけることです。リンパ管には、心臓のようなポンプ作用がある臓器の働きかけがなく、リンパ液は、筋肉が動くときや、呼吸や動脈の拍動、外から加えられた圧力などによって流れます。

リンパ液は重力の影響を受けやすいため、**1分間に24㎝**ほどしか進みません。足先から鎖骨下にあるリンパの終着点に到達するのに半日近くもかかり、時間の経過とともに、リンパの流れは下のほうで滞り、夕方には脚がむくみやすくなります。

長時間の同じ姿勢や悪い姿勢、ストレスによる浅い呼吸、冷え、睡眠不足、食事の偏りなど、リンパの流れを悪化させ、むくみを増長させる生活習慣はぜひ改めたいものです。リンパマッサージはむくみ解消に即効性があるので、実習6でご紹介します。

むくみには病的なものもあります。夕方に出たむくみが翌朝になっても引かない、片側だけに出ている、何か気になる症状を伴っている場合などは、早めに医療機関に相談を。

Lecture 18 脳のゴミ出しは睡眠中に行われる！

▶脳内のリンパ系「グリンパティックシステム」

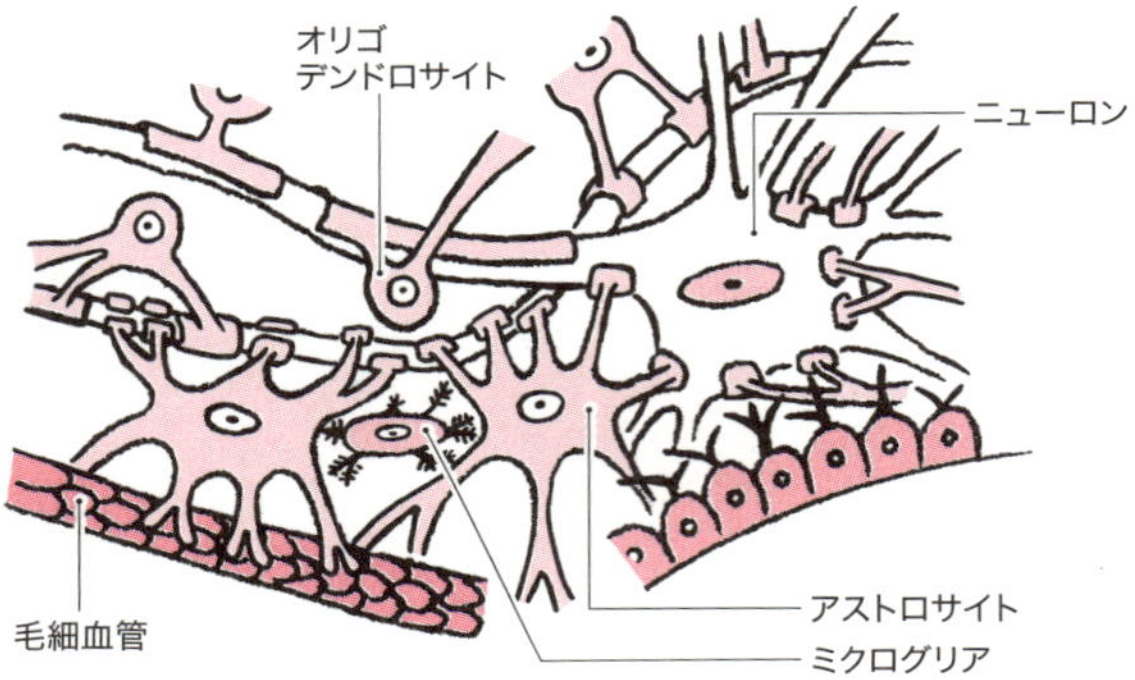

「人は脳の１割しか使っていない」といわれたのは、脳細胞の1割に過ぎないニューロンが重視され、残り９割を占めるグリア細胞が軽視されていたから。しかし近年、脳の老廃物を回収するリンパ系システムが発見され、それを構築しているのがなんとグリア細胞だと判明。最新の研究では**グリア細胞や海馬の神経細胞は年をとっても増殖する**とわかり、「脳細胞は生まれたときがピークであとは減っていくだけ」という定説も覆った。

▶主なグリア細胞の働き

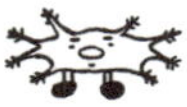

ミクログリア

脳内の免疫防御を担当。傷ついたニューロンの修復や死んだ細胞を貪食して、脳内を清掃したり、脳の発達やシナプス形成の役割も。腸内細菌により活性化。

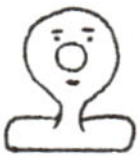

オリゴデンドロサイト

ニューロンが必要な情報を速く伝えられるように、電気信号を送る神経繊維を覆い、余計な電気信号を遮断する絶縁体「髄鞘《ずいしょう》（ミエリン鞘）」を形成している。

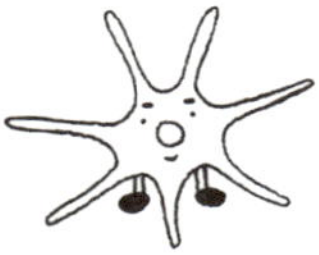

アストロサイト

脳内の毛細血管から栄養分を吸収しニューロンに与えたり、不要な物質が入り込まないようニューロン周囲の環境を調整。情報伝達にも関わっていると推測される。

覚醒時も睡眠中も、細胞呼吸が盛んに行われている脳には、1分間に700mlもの血液が集まります。それに伴い大量の老廃物が出るわけですが、実は、近年まで脳内で老廃物を排泄するリンパ系システムはみつかっていませんでした。ところが2013年、ロチェスター大学メディカルセンターの研究チームが、「グリア細胞」が脳内の毛細血管と連動してリンパ系を構築していると発表。**睡眠中に脳細胞のグリア細胞が縮み、脳細胞間に隙間を作ることで、老廃物を排出する排水路を形成し、脳の老廃物を洗い流すように除去**しているというのです。この働きは「グリンパティックシステム」と命名されました。

それまで脳細胞といえばもっぱらニューロンが主役で、グリア細胞はニューロンの補助的な脇役とされてきました。しかしこの発表以降、グリア細胞の研究がにわかに進み、ニューロンが担っていると考えられていた脳の高次機能が、実はグリア細胞によるものだという発表も相次いでいます。グリンパティックシステムの研究も、アルツハイマー病やパーキンソン病など、脳内にたまった老廃物の蓄積が原因と考えられる脳疾患のメカニズム解明や治療法の開発に、今後、大きく貢献する可能性があります。

グリンパティックシステムは、**深いノンレム睡眠時に集中的に働く**ことがわかっており、細胞の修復・再生に欠かせない成長ホルモンの分泌も同時にピークを迎えます。脳の老廃物を除去し脳疲労から脱却するには、睡眠のあり方が大きな鍵になるのです。

Q ノンレム睡眠はいつやってくる？

A 最も深いノンレム睡眠は寝入りばなの3時間

脳の眠りであるノンレム睡眠は眠りに入ってすぐに訪れ、続いて、体は休息しているが脳は覚醒しているレム睡眠に移ります。通常、これを90分周期で一晩に5サイクルほど繰り返します。脳の老廃物を回収する「グリンパティックシステム」が働くのは、ノンレム睡眠の最も深い眠りのときです。ノンレム睡眠には4つの段階があり、本当に深い眠りは多少の物音では起きない「レベル4（深度4）」。寝入りばなの3時間に訪れ、成長ホルモンの分泌もこのときピークを迎え、**1日の分泌量の約7割が分泌**されます。成長ホルモンは、成長期には文字通り体を成長させるために働きますが、大人になってからは全身の細胞を修復して新陳代謝を促し、免疫力を強化する「アンチエイジング・ホルモン」として働いてくれます。体を常に最適な状態に保つホメオスタシスの維持にも、大きく関わっています。

この**成長ホルモンの分泌を促すのが、「睡眠ホルモン」とも呼ばれるメラトニン**です。メラトニンは最も強い抗酸化作用を持ったアンチエイジング・ホルモンでもあり、免疫力を高め、精神安定作用もあります。ノンレム睡眠のレベル4をメラトニンの分泌のピークに合わせて、二大アンチエイジング・ホルモンの恩恵を十分に引き出しましょう。

そのためには3時限目の補習でも述べた通り、「早起き早寝」です。平日に睡眠不足になりがちな人は、休日は昼までだらだら寝てしまいがちですが、睡眠は貯蓄できないので、毎日のわずかな睡眠不足も借金のように積み重なります。もし休日に睡眠負債返済をしたいなら、体内時計を乱さないためにも、**平日と同じ起床時間をキープして、いつもより3時間ほど早く寝る**のがコツです。

▶眠りの周期と成長ホルモン

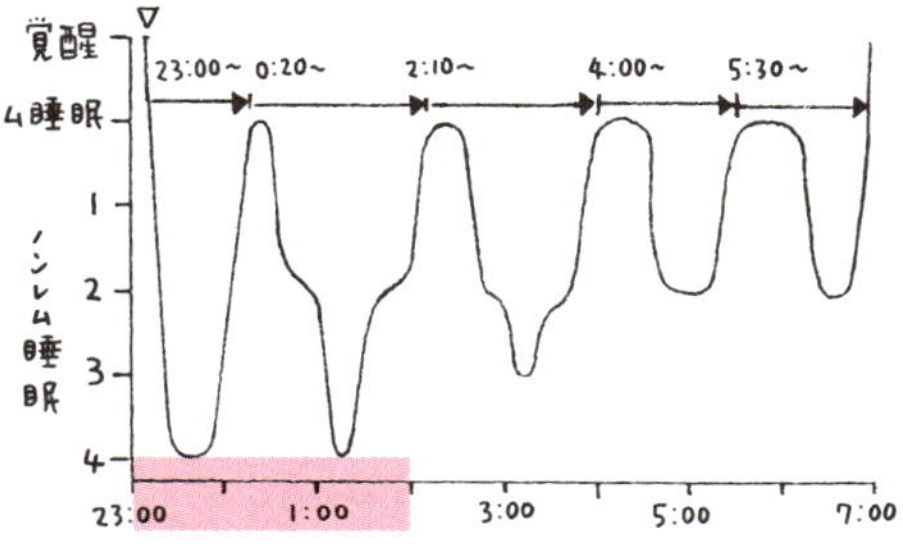

成長ホルモンは1・2回目のノンレム睡眠時の約3時間に最も多く分泌され、残りの4時間で毛細血管によって全身の細胞に運ばれ、体を修復。

実力テスト

あなたはちゃんと眠れている？

睡眠負債チェックリスト

睡眠の質が悪くても、慢性化すると自覚しにくくなっていきます。**寝つきがいいと思っていても、気づかぬうちに睡眠負債を抱えていることも。**ひとつでもチェックがついたら、あなたの睡眠は問題アリです。

① 起きる時間が決まっていない
② 夜型である
③ 寝る直前までスマホを見ている
④ 部屋の照明は明るいほうが好き
⑤ 眠れないときは紅茶や少量のお酒を飲む
⑥ 寝る前に小腹がすいて夜食を食べることがある
⑦ 睡眠時間を確保するため、夜はシャワー
⑧ 布団に入るとすぐ眠りに落ちる
⑨ よく夢を見る
⑩ いびきをかく
⑪ 休日は昼まで寝ている
⑫ よくうたた寝をする
⑬ 寝汗がひどい
⑭ 朝起きるなり体に痛みを感じる
⑮ 寝ても疲れがとれない

解説▶睡眠の質の悪さが脳疲労を招いている

① ②	体内時計が乱れやすい。
③ ④	目に光が入ると覚醒する。
⑤ ⑥	就寝前のカフェイン&アルコール、夜食はNG。
⑦	シャワーの刺激で交感神経が優位に。
⑧	入眠するときは、徐々に眠りに落ちるもの。慢性的な睡眠不足かも。
⑨	夢を見るのは浅い眠りのとき。
⑩	いびきは低酸素状態を引き起こす。
⑪ ⑫	日中に眠気を感じているのは、夜の眠りが浅い証拠。
⑬～⑮	大量の寝汗や、目覚めた直後の痛み、疲労感は悪い睡眠のサイン。

課題 眠っている間に細胞を再生させる！

健康維持に不可欠なホルモンの多くは睡眠中に分泌され、酸素や栄養素とともに、毛細血管を通じて全身の細胞に届けられて、脳をはじめとする体のメンテナンスが行われます。また、免疫力が高まるのも、脳の老廃物除去が行われるのも、体内で酵素の生産が活性化するのも睡眠中です。酵素は細胞を働かせる触媒《しょくばい》のようなもの。消化吸収・分解、新陳代謝やホルモン合成など、体内で起こる化学反応に使われます。日中も作られますが、睡眠中は酵素の消費が少ないので、作った酵素を翌日のために備蓄できるのです。

このように**睡眠はただの休息ではなく、細胞の再生工場**という積極的な役割を担っています。質のいい睡眠で脳と体のメンテナンス時間を確保して内部環境を整え、細胞呼吸の効率を高めれば、結果的に日中のパフォーマンスが上がり、心の安定にもつながります。

5時限目の実習では、睡眠の量と質を高める生活術を学び、就寝前のいい習慣を「入眠儀式」として習得することを目指します。すみやかに眠りに入るには生活のメリハリが大切。昼間の適度な運動は快眠を促すので、日中は活動的に過ごし、**日が暮れてからは副交感神経を優位にして、体と心の緊張をほぐす**のがポイントです。

実習1 7時間睡眠で脳の清掃工場をフル稼働！

脳のゴミ出し機能・グリンパティックシステム（166ページ）は、寝ている間にフル稼働して脳の老廃物をお掃除してくれます。アルツハイマー病の原因物質ともいわれる「アミロイドβ《ベータ》」も、主に睡眠中に排出されるので、グリンパティックシステム機能がよく働けば、**認知症予防も期待**できます。

グリンパティックシステムが一番活性化するのは、寝入りばなの3時間。だったら、3時間睡眠を確保すればいい気もしますが、それだけでは毛細血管が全身に成長ホルモンを運ぶ時間がなくなってしまい、傷ついた細胞を修復することができませんし、脳をすみずみまで掃除するには足りません。そのツケは睡眠不足が続くほど、借金のようにふくらみます。このような睡眠負債は、慢性疲労を招いて生活の質を落とすだけでなく、がんなど命に関わる病気のリスクも高めることがわかっています。

理想的な睡眠時間は7時間。それを**下回ると遺伝子レベルで悪影響**が出始めます。「6時間以下の睡眠を1週間続けた場合、ストレス反応や免疫系、炎症に関連する711個もの遺伝子に悪影響が出た」「7時間睡眠より短くても長くても、心臓病の発症率や死亡率を上げる」といったデータもあります。

睡眠不足が3日以上続くとリカバーしにくくなるので、睡眠負債はこまめに返済し、できるだけ3日以内に帳尻を合わせましょう。どうしても睡眠を削らなくてはいけない場合でも、最低4時間半は確保し、翌日はその分早めに寝て、1週間のうちに睡眠負債を返済したいものです。

多少の睡眠不足であれば、**昼食後に15分間の昼寝**をして脳を休めることをすすめます。横になれなくても、目をつぶっているだけでも効果があります。眠る前に呼吸法やマインドフルネスを行うと、脳が休まってストレスが軽減され、寝つきがよくなりますよ。

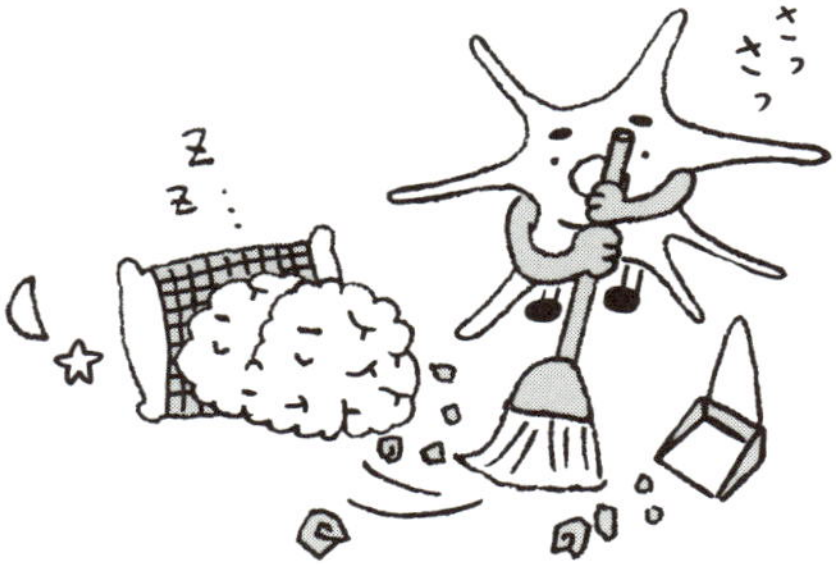

実習2 日が暮れたら目にやさしい光を

スムーズに眠りにつけるかどうかは、就寝前の過ごし方にかかっています。注意したいのは目に入る光。メラトニンは、光の刺激によって抑制されます。夜になったら、部屋は暖色系の間接照明にして、静かな音楽を聴くなどして落ち着いて過ごしましょう。寝室やリビングはもちろん、**バスルームや脱衣所、トイレも薄明かり**がおすすめです。

スマホやタブレットのブルーライトは、メラトニンを抑制するだけでなく、電磁波がメラトニンを破壊してしまいます。寝る直前までメールやゲームをしている人もいますが、交感神経が優位になって気が立って眠れなくなるだけでなく、毛細血管も収縮して血流が悪くなり、睡眠中の再生工場の働きが落ちてしまいます。21時以降はできるだけ、デジタル機器の使用は控えましょう。

夜中に目が覚めても、スマホで時間を確認するのは厳禁です。覚醒して二度と眠れなくなります。目を閉じて呼吸法でもしていると、自然に次の睡眠サイクルに入れるので、起き上がらないほうが賢明。トイレに立つときも、フットライトなどを利用して、明るくしないことが大切です。

実習 3 寝る前のビタミンCで活性酸素を撃退！

寝つけない夜に、お酒の力を借りて眠る人も多いようですが、酔って寝るのはアルコールで中枢神経が麻痺《まひ》している状態。**気絶しているようなもの**なのです。その間は、再生工場も稼働せず、翌朝、疲れが残ってしまいます。紅茶やコーヒーなどカフェインを含む飲み物は、メラトニンの分泌を抑制します。いずれも、寝る5時間前以降は控えましょう。

寝る前に飲むなら、水か白湯、ホットミルク、もしくはハーブティーにしておきましょう。寝る30分ほど前にビタミンCを補給すると、睡眠中の体の酸化が防げるので、ビタミンCの宝庫ともいわれるローズヒップのハーブティーもおすすめです。**ローズヒップのビタミンCはレモンの20倍**ともいわれ、加熱しても壊れにくいので、ホットで飲んでもOK。レモンなどの柑橘《かんきつ》系は覚醒作用があるので、寝る前にとるには不向きです。

実習4 睡眠薬やサプリに頼らない

睡眠薬を常用する人が増えていますが、私は基本的にはすすめません。従来、主流だった「ベンゾジアゼピン系」は、**脳の機能を低下させ、ある意味、半ば強引に眠らせる薬で、薬への耐性や依存性の問題も**指摘されています。最近では、メラトニンやオレキシンといった眠りや覚醒に関わるホルモンを調整する、新しいタイプの睡眠薬が出ていますが、その効果や副作用には個人差があります。

また、市販の睡眠薬の多くは、風邪薬などに使われる抗ヒスタミン薬で、副作用の眠気を利用したものですが、やはり耐性がつきやすく、飲む量が増えていく危険性があります。

サプリでメラトニンをとるのは、一見害がなさそうですが、**体本来のメラトニン生成が抑制されたり、ホルモン全体のバランスを崩してしまう**リスクがあります。また、サプリに含まれるつなぎや保存料が、肝臓に負担をかける可能性も。時差ぼけや一時的な不眠に、1週間程度使うには有効ですが、長期的な使用は避けたほうが賢明です。

体には想像を超えた素晴らしい機能が秘められています。薬やサプリに頼る前に生活を見直し、体本来の恒常性を取り戻す努力をすることが、健やかな眠りへの確実な方法です。

実習5 ぬるま湯のデトックスバブルバス

体は、夜になると深部体温が下がって眠くなるようにできています。ところが、寝る直前に熱いお風呂に入ってしまうと、交感神経が刺激され、毛細血管が収縮し、体の中心に血液が集まって深部体温が上昇。その結果、寝つきが悪くなるのです。

理想は寝る1時間前、ぬるめのお風呂（夏38～40℃、冬38～41℃）。シャワーではなく、20～30分ほどゆったり湯船に浸かると、浮力で緊張がほぐれ、副交感神経が刺激されて毛細血管がゆるんで末端にまで血液が行き渡り、深部体温が下がります。ベッドに入る頃には、ちょうどいい具合に体温が下がって熟睡できるでしょう。

炭酸系の入浴剤とジェットバス（簡易タイプで可）を組み合わせると、とても微細な気泡が全身を包み、炭酸ガスの気泡がはじけるときに発する超音波による高いマッサージ効果と温熱効果で、疲労や毒素を撃退します。この刺激に続いて毛細血管からは血管壁を広げる一酸化窒素が適量分泌されて、血流がよくなるので、**弱った毛細血管も元気に**なり、睡眠中にホルモンが全身の細胞に行き渡りやすくなります。

実習 6

湯上がりリンパマッサージ

お風呂上がりはリンパや血液の巡りがよくなっているので、リンパマッサージを行うのに最適。体内にたまったゴミや毒素を、その日のうちに追い出しましょう。

まずはリンパ節をほぐします。リンパ節はリンパ管の要所要所にあり、細菌やがん細胞などの異物をとらえ、ろ過するのですが、それらの残骸がつまりやすいのです。最終地点である**鎖骨リンパ節から下に向かって順番に、3秒かけて軽く押す**のを数回繰り返します。

続いて、各リンパ節に向かってリンパ液を流し込むようにマッサージ。ポイントはリンパ液を流す方向です。リンパ管は血管と違って循環せず、スタートとゴールがあります。手足の末端のリンパ管は先端が閉じていて、ここから左図のように上に向かって流れ、最終的に鎖骨下の静脈に合流します。この流れに沿って、軽い圧をかけながら、手のひらをすべらす感じでゆっくりマッサージします。**リンパ管は皮膚の下の比較的浅いところにあるので、さする程度で効果は十分**。好きな香りのアロマオイルを使い、やさしくいたわるように行えばヒーリング効果も得られます。強い圧を加えて深層リンパに効かせるという手法もあるようですが、深層に届くはずもなく、皮膚を傷めるのでやめましょう。

リンパの流れは決まっている！

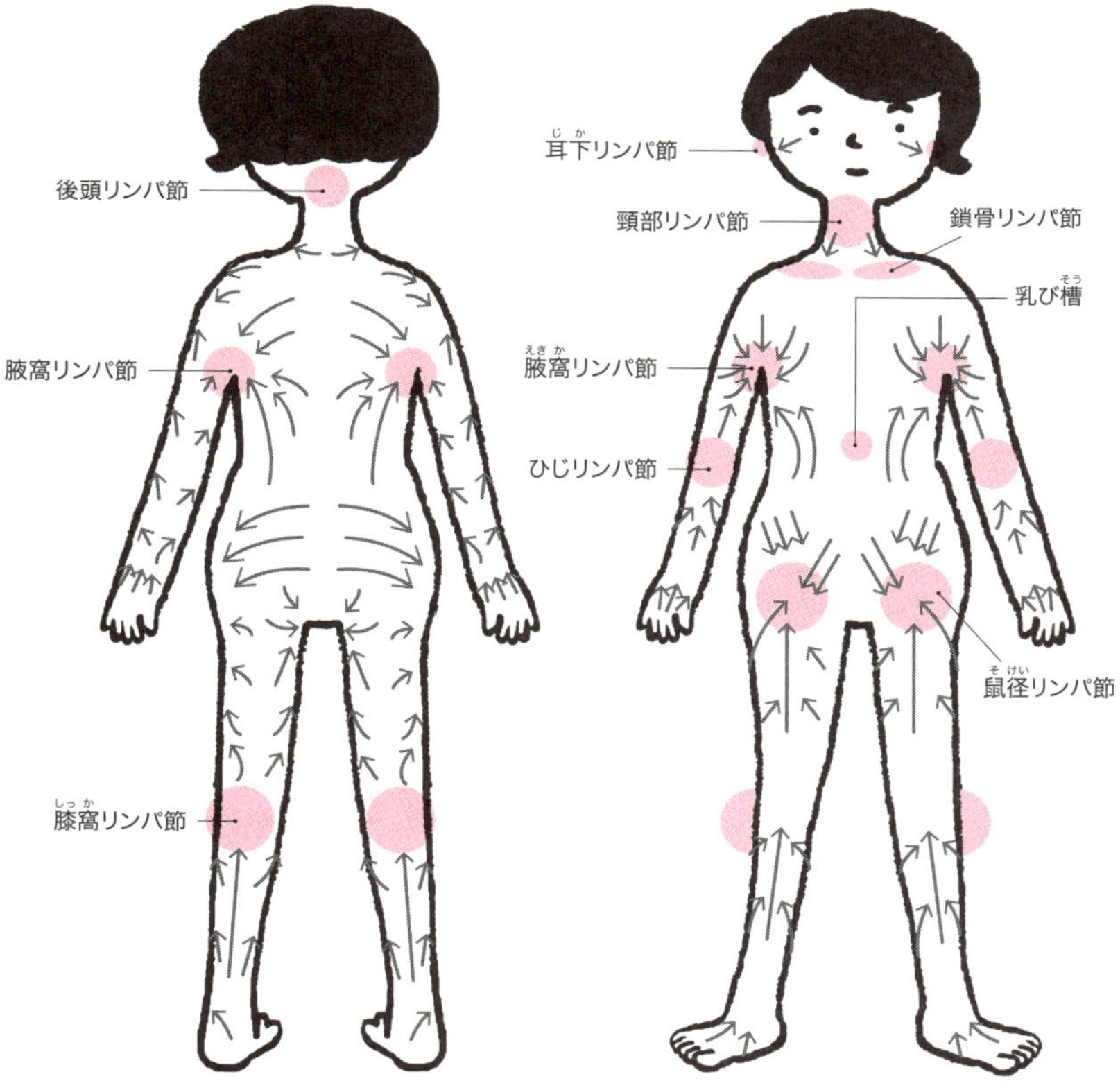

実習7 どろどろリンパがさらさらに！「リンパ呼吸法」

横隔膜の近くには「乳び槽」（179ページ）という、全身の約8割のリンパ液が通る場所があります。老廃物がたまっていないときは、小指ほどの大きさですが、**老廃物がたまってくるとこぶし大**くらいにふくらみます。

この乳び槽にほどよい圧をかけ、リンパの流れをスムーズにできるのが、2時限目の実習5で紹介した「寝たまま腹式呼吸」（76ページ）です。仰向けで膝を立てて行うことで、重力の影響を受けず、乳び槽にしっかり効かせられます。私の研究室で検証したところ、脂肪酸や老廃物で**ドロドロだったリンパ液が、呼吸法後はサラサラに変化し、リンパがスルスル流れる**ようになりました。乳び槽があるおなかの真ん中あたりに手を置いて行うとよいでしょう。

床についてから、自分が心地よく感じるだけ行い、そのまま入眠しても大丈夫。寝ている間に体のゴミが一掃され、翌朝起きたら、むくみも疲労も解消されているはずです。

実習8 中途覚醒したら「10・20呼吸法」

1分間にたった2回の深い呼吸法です。私が開発したデバイスで検証したところ、10・20呼吸法ができる人は、副交感神経のスイッチが入りやすく、自律神経のトータルパワーも高いことがわかっています。浅い呼吸が習慣化している人は、最初はキツく感じるかもしれません。その場合、「6・12」くらいから始めて、「7・14」「8・16」と少しずつ伸ばしていくのでもかまいません。ポイントは**横隔膜をしっかり動かし、吸う息の2倍かけて息を吐くこと**。この呼吸法を習慣化した患者さんたちからは、痛みが和らぐとか、夜中に目が覚めたときに寝たまま行うと、自然に眠りに戻れるといった声をよく聞きますよ。

▶How to 10・20呼吸法

1 照明を落とし呼吸のみに集中できる空間で行う。どんな姿勢で行ってもＯＫ。下腹をゆっくり絞るようにして鼻から息を吐ききる。

2 下腹と肛門の力を抜いて、ゆっくり10秒数えながら、下腹を徐々にふくらませていき、自然に鼻から息を吸っていく。

3 首から胸にかけて、ゆっくり力を抜いていくと、自然に鼻から息がもれてくる。そのまま**肛門をゆっくりやんわりと閉じて**いき、ゆっくり20数えながらさらに鼻から息を吐いていく。**下腹にたまった空気が骨盤底筋から押し上げられ、背骨をひとつずつ昇っていくようなイメージで下腹を徐々に絞って**いき、最後は息を吐ききる。
2・3を20〜40回繰り返す（20回で約10分）。リンパ呼吸法と組み合わせて行ってもＯＫ。

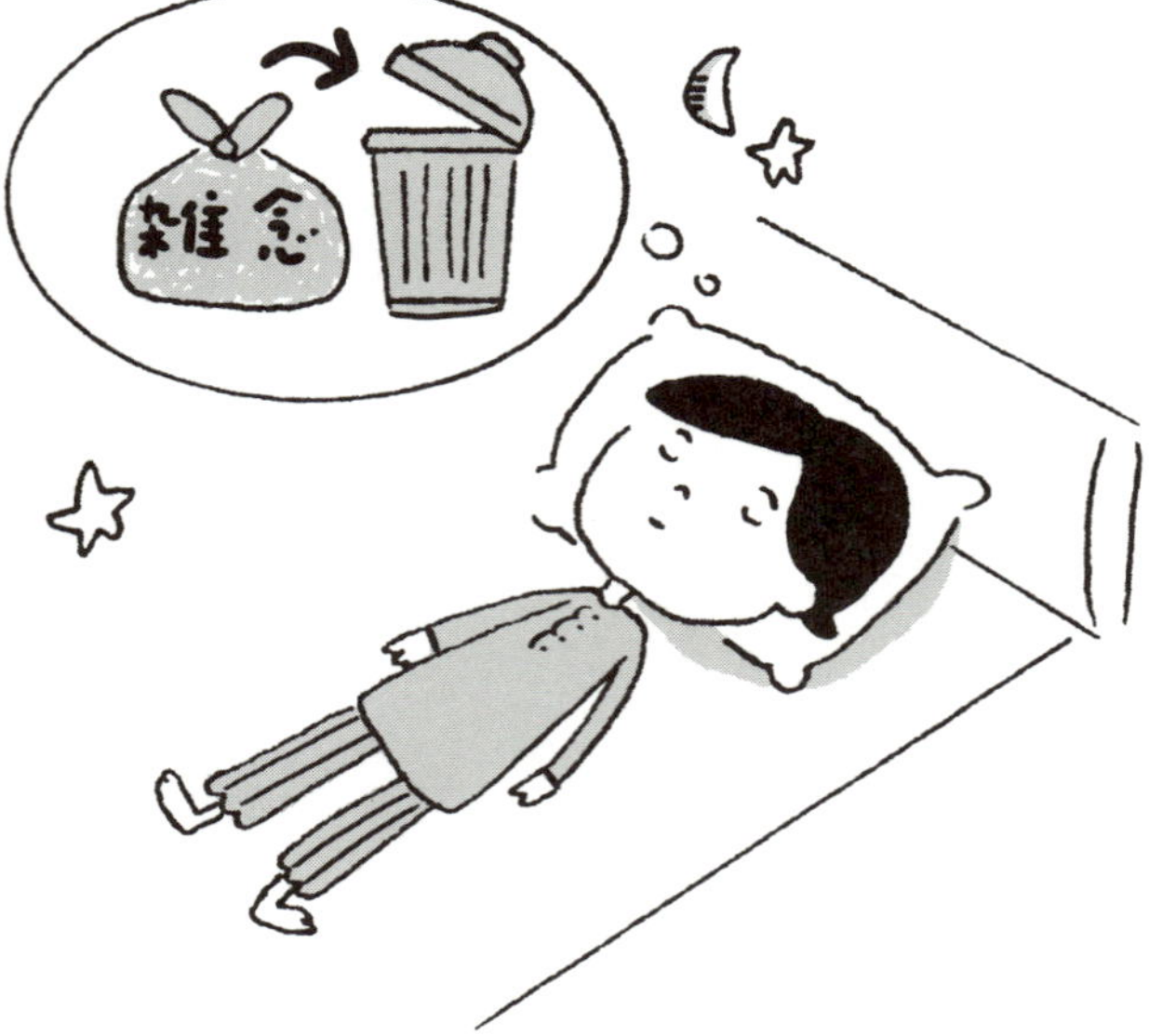

実習 9 マインドフルネス瞑想呼吸

脳波のうち、α《アルファ》波より深いリラックス状態のときに出現するθ波は、寝る前のまどろみタイムに顕著に現れます。ハーバード大学などの研究では、寝る前に効果的なマインドフルネスが行われると、睡眠中のθ波の出現率が上がり、ワーキングメモリ（短期記憶）の容量が増加することが検証されています。マインドフルネス中は、脳の前頭前野の活動が抑えられ、**余計**

▶How to マインドフルネス瞑想呼吸

1 仰向けに寝て手足を伸ばし、目は軽く閉じる。

2 呼吸はコントロールせず、あるがままに息をする。息を吸うときには、おなかや胸がふくらむのを感じながら、心の中で「**ふくらみ、ふくらみ**」と実況。

3 息を吐くときには、おなかや胸が縮むのを感じながら、心の中で「**縮み、縮み**」と実況。

4 瞑想中、注意がそれたら、「**今、考えごとをしている**」と心の中でつぶやいて確認。その雑念をふろしきにスッポリくるんで、ゴミ箱に捨てるイメージを。そして、心を落ち着けて穏やかに「**戻ります**」と心の中で確認し、呼吸にそっと意識を戻す。全身で呼吸するイメージで、体全体に意識を広げてみて。**5分以上行えばθ波が出現！**

なことを考えなくなり、記憶を司る海馬への負担が減るためθ波が出やすくなるのです。

おやすみ前のマインドフルネス瞑想呼吸を習慣にすると、ベッドに入ってから、ネガティブなことをあれこれ思い出してぐるぐる思考に陥りがちな人も寝つきがよくなります。眠っている間に、余計な記憶がしっかり整理されて、朝、スッキリと目覚めますよ。

補講

高級美容液より上質な睡眠を

酸素は肺から、栄養は小腸から毛細血管へと取り入れられ、全身の細胞に送られるわけですが、皮膚の細胞は遠い届け先になります。そのため、加齢や不摂生などで毛細血管が劣化すると、影響を受けやすいのが皮膚なのです。皮膚は約1カ月のサイクルで再生されますが、このターンオーバーを支えるのが、表皮の奥の真皮層にある毛細血管です。ここが衰えると、酸素や栄養素が真皮細胞に十分に届かず、不健康な細胞が増え細胞呼吸も停滞。内部環境も悪化していきます。真皮で作られているコラーゲンやエラスチンなど皮膚を支える線維組織は固くなり、表皮細胞の新陳代謝も鈍って、肌表面には古い角質がはりついたままに。肌荒れやシミ、シワ、くすみなど、肌の劣化として現れます。

肌の劣化は、見た目を老けさせてしまいます。そこで、みなさんスキンケアに気を配るわけですが、前述したように、細胞に必要な酸素や栄養素は、体の中から毛細血管を通じて届けられるものです。**美容成分たっぷりの化粧水や美容液を塗っても、保湿効果はありますが、真皮に成分を浸透させることはできません**。そもそも皮膚は外界の刺激から体を守るバリアです。もし外からの物質があっさり皮膚を透過したら、即感染症にかかってしまいます。ステロイドなど、炎症を強引に抑えるような強い塗り薬なら皮膚から浸透しますが、真皮層が萎縮して薄くなって毛細血管を減らすので、結果的に届けられる酸素や栄養素も減り、長期で使うと皮膚に深刻なダメージが出る可能性があります。

では、安全に確実に真皮細胞にアプローチする方法は何でしょう。それは、副交感神経を優位にする呼吸法の実践と、質のいい睡眠をとることです。**睡眠中に分泌されるメラトニンと成長ホルモンは、最強のアンチエイジング・ホルモンで、しかもタダ**。睡眠中は老廃物の回収も行われるので、真皮細胞をとりまく内部環境もクリーンになります。

皮膚のターンオーバーを促すために、薬剤を使って角質層を溶かし、皮膚の新生を促す「ピーリング」という美容法もありますが、皮膚のバリア機能が破壊されます。ピーリング施術後は、刺激や異物に弱くなっているため、日光に当たると即シミにつながります。

さらに問題なのは、**細胞分裂を促しすぎることで、命の回数券であるテロメアをどんどん使ってしまう**こと（46ページ）。新陳代謝によって細胞が新しく生まれ変わる一方で、細胞分裂が頻回になるほどにテロメアは短くなり、細胞の寿命が縮まります。

健康的に美しくエイジングするには、十分な細胞呼吸で内部環境を整え、テロメアを減らさず、その細胞を長持ちさせること。この本でお伝えしてきたことはすべて、そのために必要な基礎知識とノウハウです。

睡眠負債が副腎疲労を招く

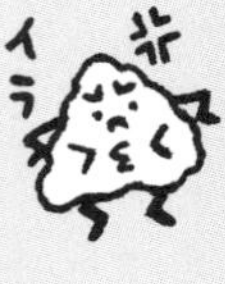

睡眠負債は、みなさんが思っている以上に脳疲労を招きます。脳の視床下部がストレスをキャッチすると、副腎皮質ホルモンであるコルチゾールを出して血糖値や血圧を上げ、ストレスに対抗するように司令が出ます。コルチゾールは、健康的な生活をしていると午前3時くらいから増え始め、起床後20分くらいにピークになり、日中から夜にかけてゆるやかに少なくなっていきます。ところが夜型の生活をしていると、夜になっても交感神経が優位なまま覚醒してしっかり眠れず、コルチゾールの分泌が過剰になり、血圧や血糖値を必要以上に上げすぎてしまうのです。しかもコルチゾールは、ストレスがなくなっても、いったん分泌されると、もとの値に戻るのに数時間かかります。そのため寝不足が続くと、体内のコルチゾールが高めの状態が続き、放っておくと自律神経に負荷がかかり、やる気が出なくなり、うつ状態に陥ってしまうことさえあります。

これはストレスによって副腎が機能低下している状態で、アメリカでは「**アドレナル・ファティーグ**」といいます。日本語に訳すと「副腎疲労」。日本の医学界ではあまり認知されておらず、病気の手前のいわば未病の状態とされ、一般の医療機関では扱われていませんが、いくつかのアンチエイジングクリニックが自由診療で診察を行っている状況です。

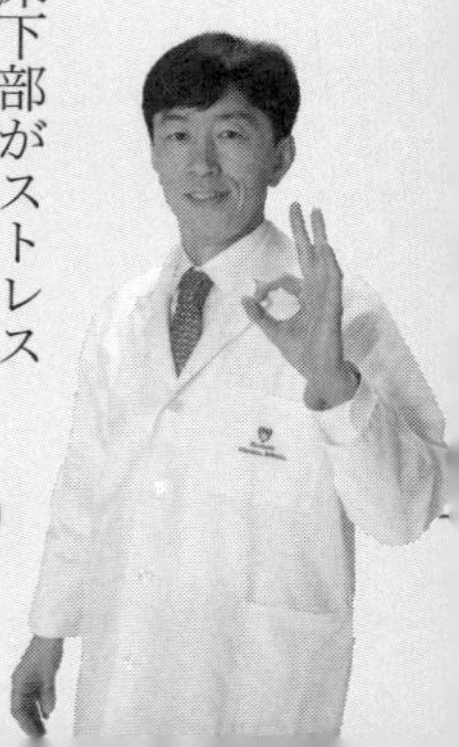

検査は血液検査と、1日4～5回にわたる唾液検査が基本。治療は生活指導と合わせてしばしばＤＨＥＡ（96ページ）の補充などが行われます。本来なら、副腎皮質からはコルチゾールとセットで強力な抗酸化作用を持つＤＨＥＡも分泌され、体を酸化から守ってくれますが、慢性的にストレスが続くとＤＨＥＡは枯渇してきます。だからといって**特定のホルモンを外から補充すると、ホルモン全体のバランスが崩れます。**細胞ががん化するリスクも高まるので、ホルモン補充は慎重にすべきです。アメリカで実施された女性ホルモン補充療法の臨床試験では、乳がんの発症リスクが高まり中止になった前例もあります。

副腎疲労が疑われる場合、ストレスで交感神経が高くなりすぎて、毛細血管の血流低下で酸素と栄養が必要な場所に行き渡らず、体のあちこちで内部環境が悪化します。場所によっては炎症が起きた部位で細胞分裂が過剰になり、その過程で遺伝子のミスリード（遺伝子情報の読み違い）も起きやすくなります。

コルチゾールやアドレナリンなどは、自律神経と連動しているので、私は**自律神経から働きかけるほうがベター**だと考えます。睡眠を見直すなど自律神経を立て直すと、副腎機能も上がり、ホルモン分泌も正常になっていきます。

▶コルチゾールの日内変動

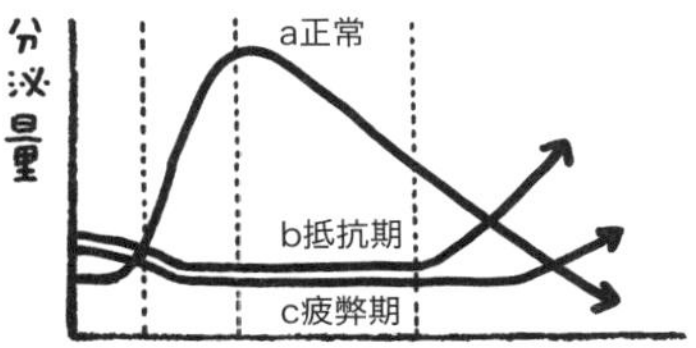

おわりに

最後まで授業に参加いただき、ありがとうございます。日常生活の中で「細胞呼吸」という言葉を聞くことはほとんどなかったかと思いますが、その重要性について気づき、理解していただけたでしょうか？

「細胞呼吸」は、外から取り入れた栄養素と酸素を、水と二酸化炭素に分解することによって生命活動に必要なエネルギーを取り出すしくみのことで、細胞内のミトコンドリアによって行われます。私たちの体は生きていくうえで何をするにしても必ずエネルギーが必要ですが、そのエネルギーを生み出すには「細胞呼吸」が不可欠なのです。**「細胞呼吸」は生きるうえで最も重要な現象**といえます。

健康で病まないために最も大切なことは、「細胞呼吸」をしっかり働かせることです。そのためには、健全に肺から酸素を毛細血管へと取り込み、健全に小腸から栄養素を毛細血管へと取り込み、全身に張り巡らされた毛細血管を介して、健全に「内部環境」へと届けることが必要です。

逆に、ほとんどすべての**生活習慣病は「内部環境」が悪化し、「細胞呼吸」が不十分で、ホメオスタシス（内部環境が一定に維持されていること）が破たんした状態**です。

本書では細胞呼吸という観点から、日常生活の中で、健康で病まない時間を増やすために大切なポイントを、今日からすぐ実践できる方法に結びつけて解説しました。その際には、現時点での最先端で正しい医学研究成果をもとに、わかりやすく丁寧に説明することを心がけました。

残念ながら年齢とともに「細胞呼吸」を支える毛細血管、自律神経、ホルモンのシステムは劣化していきますが、**日常生活での心がけ次第で、その劣化を最小限に食い止め、「細胞呼吸」の効率を高め、「内部環境」を整え、病まない体を作ることが可能**です。実習のパートではそれらの基礎知識をベースに、より具体的な方法を詳しく説明しました。すべてとはいいませんが、できることをひとつでも多く日常生活に取り入れ、全身の「細胞呼吸」をよりよく働かせ、「内部環境」をクリーンに整えていってください。それは病まない、健康な体につながります。一日も早く、少しでも多くの方が、理想的な「細胞呼吸」によって「内部環境」を整えることの素晴らしさを実感できたなら、何よりうれしいです。

最後に、本書執筆に当たって多大なる貢献をいただいた、石丸久美子様、集英社の田中恵様、杉山奈小美様、田川久美様に、心より感謝の意を表したいと思います。

２０１９年11月　今日も素敵な一日を！　根来秀行

Dedicated to

Hisao, Chiwako, Yoshie, Akiko,

Machiko, Nicolas, Timothēe and Alexandre Negoro,

Barry Brenner, Joseph Bonventre,

Bradley Denker, Jing Zhou, Martin Pollak,

Vijay Yanamadala, Christos Chatziantoniou,

Stefanos Kales, Charles Czeisler, Jeanne Duffy,

David Sinclair, Jack Szostak

根来 秀行（ねごろ ひでゆき）

東京都生まれ。東京大学大学院医学系研究科内科学専攻博士過程修了。医師・医学博士。前作『ハーバード＆パリ大学　根来教授の特別授業「毛細血管」は増やすが勝ち！』（集英社）は版を重ね、台湾、韓国でも翻訳され好評発売中。ハーバード大学医学部PKD Center Visiting Professor、ソルボンヌ大学医学部客員教授、奈良県立医科大学医学部客員教授、杏林大学医学部客員教授、事業構想大学院大学理事・教授。専門は内科学、腎臓病学、抗加齢医学、睡眠医学など多岐にわたり、最先端の臨床・研究・医学教育の分野で国際的に活躍中。『ハーバード＆ソルボンヌ大学　根来教授の超呼吸法』（KADOKAWA）など著書多数。

編集・構成　石丸久美子

撮　　影　角守裕二

イラスト　浅生ハルミン

デザイン　MOTHER
新井千佳子　渡邊雅樹
津々路裕美　山本達人

担当編集　杉山奈小美

ハーバード＆ソルボンヌ大学　Dr.根来の特別授業

病まないための細胞呼吸レッスン

2019年12月10日　第1刷発行

著　者　根来秀行

発行人　海老原美登里

発行所　株式会社 集英社
〒101-8050
東京都千代田区一ツ橋2-5-10
03-3230-6399（編集部）
03-3230-6080（読者係）
03-3230-6393（販売部・書店専用）

印刷所　凸版印刷株式会社

製本所　株式会社 ブックアート

ISBN 978-4-08-333159-6　C2077

定価はカバーに表示してあります。